DU PAIN A L'EAU DE MER

ET DE

SON UTILITÉ COMME ALIMENT ET COMME REMÈDE

DU

PAIN A L'EAU DE MER

ET DE

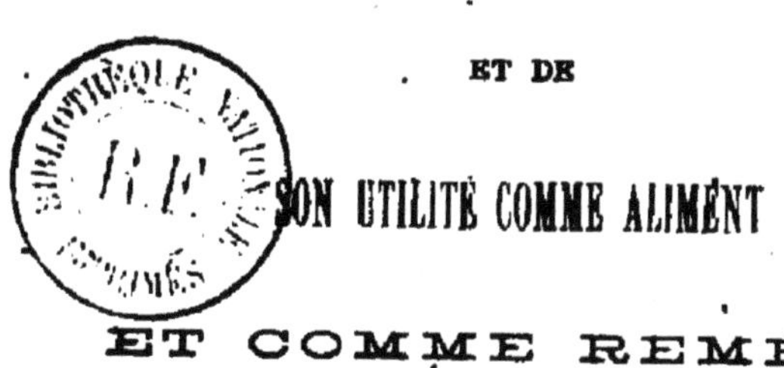

SON UTILITÉ COMME ALIMENT

ET COMME REMÈDE

PAR LE Dr E. LISLE

BORDEAUX
IMP. DUVERDIER ET Cie (DURAND, DIRECTEUR)
7, rue Gouvion, 7

1873

Du même Auteur :

Examen médical et administratif de la loi du 30 juin 1848 sur les aliénés. Paris, 1848, in-8°.

Du Suicide. Statistique, médecine, histoire et législation. Paris, 1856, in-8°. (Ouvrage couronné par l'Académie nationale de Médecine.)

Lettres sur la Folie. 1re série, Anatomie pathologique. Paris, 1856, in-8°.

2me série, Essai de classification. 1861, in-8°.

3me série, Du traitement moral de la folie. 1861, in-8°.

Rapport officiel sur le choléra de 1865 à l'Asile public d'aliénés de Marseille. Traitement par le sulfate de cuivre. Marseille, 1866, in-8°.

Du traitement de la congestion cérébrale et des hallucinations par l'arsenic. Paris, 1871, in-8°.

Sous presse pour paraître bientôt :

Du traitement moral de la folie (2me édition).

La folie n'est pas héréditaire?

DU PAIN A L'EAU DE MER

ET DE

SON UTILITÉ COMME ALIMENT ET COMME REMÈDE

Pourquoi remplacer l'eau douce par l'eau de mer dans la fabrication du pain, et quels avantages espère-t-on retirer de cette pratique? Ce petit livre est destiné à répondre, avec précision et par des faits positifs, à cette question qui intéresse tout le monde, puisque le nouveau pain peut être utile à tous. Celui-ci, qui nous venait jusqu'à présent d'Arcachon, va être fait maintenant à Bordeaux. Il est dès lors probable que sa consommation va prendre une extension considérable et rapide. J'espère donc qu'on me pardonnera les détails dans lesquels je vais être obligé d'entrer.

CHAPITRE Ier

§ Ier

L'eau de mer est une eau minérale, et de toutes la plus utile.

Je n'apprendrai pas grand'chose à ceux qui auront la patience de me lire, si je leur dis que l'eau de mer est l'eau minérale la meilleure en même temps que la plus commune, celle qui possède la minéralisation la plus forte ; si j'ajoute que sa saveur est amère, fortement saumâtre et nauséabonde, ce qui en a toujours rendu l'emploi à peu près impossible, soit comme boisson usuelle, soit comme remède. Mais peut-être ne savent-ils pas aussi bien qu'elle réunit les propriétés les plus actives et les plus généralement bienfaisantes, et que celles-ci ont été connues et utilisées, autant qu'on l'a pu, dans tous les temps et chez tous les peuples. Le sel n'a-t-il pas été considéré, dès la plus haute antiquité, comme un élément nécessaire de l'alimentation de l'homme et souvent même des animaux? Homère l'appelait divin, et Platon affirmait, au dire de Plutarque, « que le corps du sel, par les lois humaines, est très-sacré et saint » ([1]). A quoi celui-ci ajoute

---

([1]) « Tu saleras aussi de sel toute offrande de ton gâteau, et tu ne laisseras point manquer sur ton gâteau le sel de l'alliance de ton Dieu : Mais dans toutes tes oblations, tu offriras du sel. » (*La Bible*, LÉVITIQUE, ch. II, vers. 13.)

Le sel est mentionné comme une substance des plus usuelles chez les anciens peuples de l'Inde, dans une foule de passages du livre des lois de Manou qui, d'après l'opinion des orientalistes les plus autorisés, remonte au treizième ou même au quizième siècle avant notre ère. Voici quelques-uns de ces passages :

« Des brins de cousa, des prières (Mantras), la première partie de la journée, toutes les offrandes qui vont être énumérées, et les purifications mentionnées doivent être reconnues comme des choses très-prospères, dans les cérémonies en l'honneur des dieux.

» Du riz sauvage, comme en mangent les anachorètes, du lait, le jus exprimé de l'asclépiade acide (Soma). De la viande fraiche et *du sel qui n'est pas préparé artificiellement*, sont désignés comme propres, par leur nature, à servir d'offrandes. » (Liv. III, stances 256 et 257.)

» Et après avoir adressé aux dieux cette oblation des plus pures, produit de la forêt, qu'il mange le reste, en y joignant du *sel ramassé par lui-même*. (Liv. VI, stance 12.)

» Qu'il (le brâhmane) s'abstienne de vendre des sucs végétaux de toute sorte, du riz apprêté, des graines de sésame, des pierres, *du sel*, des créatures humaines.

» Un brahmane est dégradé sur-le-champ, s'il vend de

dans ses *Symposiaques* : « Disons-nous donc que le sel soit appelé divin pour cette cause? Ce n'en serait pas, dis-je, une trop légère occasion, parce que les hommes ont accoustumé d'attribuer quelque divinité aux choses qui sont fort communes, et dont l'utilité s'estend bien largement, comme l'eau, la lumière, les saisons de l'an et la terre, laquelle ils n'estiment pas seulement divine, mais en font une déesse. Or, à toutes ces choses-là, le sel ne cède aucunement en utilité et commodité, étant la saulse et l'assaisonnement nécessaire de toutes les viandes, et comme un tempérament et fortification de la viande dedans le corps, et qui lui donne une convenance avec l'appétit. » (Livre V, question X.)

Pline, dans son *Histoire naturelle*, constate « que le sel excite fortement l'appétit non-seulement chez les hommes, mais encore chez les

---

la viande, de la laque ou *du sel* (même lorsqu'il ne peut vivre autrement). En trois jours, il est réduit à la condition de soûdra, s'il fait commerce de lait. » (Liv. X, stances 86 et 92.

bêtes à laine, les bêtes à cornes et les chevaux, fait venir le lait en plus grande abondance, et donne au fromage une meilleure qualité. » Il ajoute plus bas « qu'il n'y a rien de plus utile à tous les corps que le sel et le soleil, » à tel point que les Romains, presque dès l'origine de leur ville, entretenaient sur toutes les routes des fonctionnaires qui sous les noms de *Parochi* et *Copiarii* étaient chargés de donner du sel et du bois aux étrangers qui passaient, et à ceux qui voyageaient pour les affaires de la République. (Livre XXXI, chap. 41.)

On trouve encore dans plusieurs chapitres du même ouvrage une longue énumération des propriétés attribuées de temps immémorial, par les médecins grecs et romains, à l'eau de mer et au sel, et de leurs usages en médecine, tant à l'intérieur qu'à l'extérieur. On était parvenu, paraît-il, à rendre le goût de l'eau de mer à peu près supportable, en la mélangeant avec du miel, du vinaigre, du vin, etc., et l'emploi en était très-répandu. On en faisait même du pain, par économie, dans les pays situés sur les bords de la mer, pratique que Pline condamne comme dangereuse, sans s'expliquer autrement sur les motifs qui le portaient à penser ainsi.

(¹) « Marina aqua subigi, quod plerique, maritimis in locis faciunt, occasione lucrandi salis, inutilissimum. Non alia de causa, oportuniora morbis corpora existunt. »

(PLINE. *Histoire naturelle*, liv. XVIII, ch. XII.)

« Pétrir le pain avec l'eau de mer, comme font la plupart des habitants des côtes maritimes, pour épargner le sel, est une pratique des plus inutiles. Car rien n'engendre un plus grand nombre de maladies. » (Traduction de M. Ajasson de Grandsagne qui ajoute la curieuse note qui suit : « L'emploi de l'eau de mer, dans la fabrication, du pain est tout à fait condamnable. Elle donnerait un pain de saveur détestable et ce pain *serait certainement* plus nuisible que profitable à la santé. »

C'est ainsi que se propagent de siècle en siècle, par l'ignorance des uns, et, plus tard, par l'insouciance des autres, les plus absurdes préjugés et les erreurs les plus fatales au progrès de la science et de l'humanité. Combien de ces préjugés, de ces erreurs existent encore, qui sont acceptées de nos jours comme des vérités démontrées, uniquement parce qu'il ne s'est trouvé personne assez avisé pour remonter à leur origine et essayer de vérifier les faits qui leur ont servi de base, depuis le commencement des temps?

N'est-il pas évident, en effet, que si le grand naturaliste latin avait pris la peine d'étudier le pain que les habitants

Malheureusement toutes ces pratiques des anciens peuples sont abandonnées depuis fort longtemps, et, de nos jours, on n'utilise plus guère l'eau de mer que pour l'usage externe, en bains

des côtes maritimes faisaient presque partout, de son temps, avec l'eau de mer, il en aurait facilement découvert les propriétés bienfaisantes, et que, sous l'autorité de son nom, l'usage de ce pain se serait propagé dans tout le monde romain et serait entré dans le régime alimentaire de tous les hommes, depuis plus de dix-huit cents ans ?

Un mot encore avant de quitter ce sujet. S'il est un préjugé généralement répandu de nos jours, accepté presque à titre de dogme par les savants comme par le commun des hommes, qui s'appuie sur un énorme bagage de faits, en apparence tellement respectables que personne n'ose élever la voix pour en suspecter la valeur, c'est, sans contredit celui qui considère *la folie comme étant à peu près constamment héréditaire !* Eh bien ! après plus de vingt ans de recherches et d'études poursuivies presque sans interruption, j'ose affirmer que cette opinion est absolument fausse, ou n'est vraie que dans de très-rares exceptions, et je compte bien être très-prochainement en mesure de le prouver dans un petit livre comme celui-ci. Ce n'est encore là, on pourra me croire, qu'un de ces vieux préjugés dont je viens de parler, une de ces superstitions moitié scientifiques et moitié populaires, qui nous arrivent de loin, de bien loin, on ne sait trop d'où le plus souvent, et qui se recommandent à l'attention des hommes autant par le mal qu'elles ont fait que par le bien qu'elles ont empêché de faire.

chauds ou froids, en douches, etc. Et encore les bains de mer sont-ils un luxe que tout le monde est loin de pouvoir se donner, et qui n'est guère possible d'ailleurs que pendant deux ou trois mois chaque année.

Il est évident qu'il y aurait beaucoup mieux à faire, et que l'eau de mer doit rendre tôt ou tard des services bien autrement sérieux. Il me paraît fort probable que l'administration de l'assistance publique de Paris obéissait à cette conviction lorsqu'elle fit construire, il y a quelques années, sur la plage de l'Océan, près de Boulogne, un asile de convalescence destiné à recevoir environ quatre cents enfants scrofuleux, rachitiques et autres, sur lequel ceux-ci sont dirigés après un traitement plus ou moins long à l'hôpital des Enfants-Malades. Cette institution a déjà donné des résultats magnifiques. Ses jeunes habitants se trouvent admirablement du changement si brusque apporté aux conditions hygiéniques au milieu desquelles ils avaient toujours vécu à Paris. Aussi quelques mois de ce séjour suffisent-ils au plus grand nombre pour modifier puissamment leur constitution tout entière, et leur donner une santé dont ils n'avaient jamais joui jusque-là. Mais si la vie à la campagne, un peu de gymnastique, une nourriture saine et suffisante, et enfin la respiration de l'air marin ont suffi pour amener de semblables résultats, n'est-il pas à peu près certain que ceux-ci auraient été encore plus complets, et surtout plus rapidement obtenus, si ces enfants avaient pu y ajouter l'absorption journalière d'une petite quantité d'eau de mer?

§ II

Le pain à l'eau de mer est un moyen facile et efficace de faire prendre l'eau de mer à l'intérieur, sous une forme agréable et accessible à tous.

Mais quel moyen employer pour rendre possible l'administration de cette eau à l'intérieur, non pas une fois, par hasard et à haute dose pour purger légèrement, comme cela se pratique quelquefois, mais surtout à petite dose plusieurs fois par jour et pendant très-longtemps comme cela serait nécessaire pour utiliser ses propriétés reconstituantes et puissamment modificatrices de la digestion et de toutes les fonctions d'assimilation et d'élimination? J'y avais pensé bien souvent et depuis longtemps, à la suite d'une lecture attentive, de l'*Histoire naturelle* de Pline. Mais, pour résoudre un semblable problème, il fallait habiter sur le bord de la mer et avoir beaucoup de temps à donner aux recherches nécessaires. Ces deux conditions se trouvant réunies lorsque je suis allé me fixer à Arcachon, à la fin de l'hiver de l'année dernière, je me mis aussitôt résolûment à l'œuvre. Mais par où commencer? J'avais entendu dire, à Marseille, que des marins, mis en détresse par le manque d'eau douce, s'étaient avisés de faire du pain avec l'eau de la mer, et n'avaient eu qu'à se louer de cette pratique. Je n'avais pas oublié, d'un autre côté, que celle-ci était, d'après Pline, assez commune chez les anciens, et que cet écrivain la condamnait comme dangereuse. Mais ce n'était là qu'une allégation sans preuve d'aucune sorte, et qui n'avait évidemment d'autre point de départ que l'idée absolument erronée que les anciens se faisaient de la composition de l'eau de mer. Puis, que risquais-je à essayer? Si ce pain était mangeable, il me paraissait à peu près certain que loin d'être nuisible, il serait très-utile. Je m'assurai donc le concours de M. Boy, boulanger dans le pays, et nous commençâmes nos expériences dès les premiers jours de mai.

Nos premiers essais furent assez peu satisfaisants. Le pain était lourd, compacte, sans yeux, de couleur plutôt brune que blanche, assez mal cuit, et présentait à peu de chose près l'aspect du pain fait avec la farine de seigle. Le goût seul ressemblait à celui du pain ordinaire, mais du pain ordinaire mal réussi et insuffisamment levé. Mon collaborateur ne se découragea pas cependant, et après bien des tâtonnements et des mécomptes de toute espèce, il parvint à faire les excellents petits pains que tout le monde a pu voir et goûter depuis quelques mois, à Bordeaux.

Nous avions donc fait du pain avec de l'eau de mer, et ce pain, non-seulement était mangeable, mais nous le trouvions plus savoureux que le pain ordinaire. Cela était beaucoup, mais ne pouvait me suffire. Une seconde question se posait d'elle-même beaucoup plus importante, celle de savoir à quoi ce pain serait bon, si la digestion en serait facile, et quelle influence, bonne ou mauvaise, il exercerait sur notre corps. *A priori*, il n'était guère possible d'admettre que cette influence dût être nulle ou indifférente. L'expérience seule pouvait m'éclairer. Je me soumis donc immédiatement au régime du pain nouveau, et pendant plus de huit mois je n'en ai pas mangé d'autre. Car, ainsi que je l'ai toujours fait en pareil cas, je voulais, avant d'en conseiller l'usage à d'autres, en expérimenter les effets sur moi-même.

Ces effets furent des plus salutaires. Je souffre depuis près de trente ans d'une névrose de l'estomac assez mal définie, très-variable dans son intensité, dans la durée de ses accès, douloureuse parfois, quoique ordinairement supportable, et qui s'accompagne souvent et pendant de longs mois, d'un trouble grave des fonctions digestives, avec perte plus ou moins complète de l'appétit. Je me trouvais depuis assez longtemps dans ce dernier cas à mon arrivée à Arcachon, à ce point que je ne pouvais guère faire qu'un repas chaque jour, vers midi. La digestion se prolongeait très-longtemps, et si je prenais quelques aliments le soir, celle-ci devenait plus difficile et souvent douloureuse ; en même temps mon sommeil était pénible et plus fatigant que réparateur. Enfin une longue habitude me faisait craindre que cet état ne dût se prolonger au moins jusqu'à la fin de l'automne. Cela me paraissait d'autant plus probable, que celui-ci n'avait éprouvé aucun changement, quoique j'eusse déjà passé près de deux mois à Arcachon, lorsque j'ai commencé mes expériences.

Cependant moins de quinze jours du nouveau régime suffirent pour réveiller l'appétit et régulariser les fonctions digestives, activer la nutrition et toutes les fonctions qui s'y rattachent, et ramener un sommeil profond, exempt des cauchemars et des rêves effrayants qui le troublaient naguère. Puis mes forces et un peu d'embonpoint revinrent rapidement, et depuis bien des années ma santé n'avait pas été aussi bonne que pendant les mois qui suivirent [1].

Encouragé par d'aussi bons résultats, je conseillai le pain à l'eau de mer à toutes les personnes malades, ou bien portantes, qui m'hono-

---

[1] Un instant, je pus croire, vers le milieu de l'été, que l'usage longtemps prolongé du nouveau pain pouvait présenter quelques inconvénients, et dans une note envoyée au *Bordeaux Médical*, je consignai franchement et loyalement les doutes qui m'étaient venus, à ce sujet, à la suite d'une légère indisposition dont quelques symptômes m'avaient paru devoir s'y rapporter.

Je dois, à la vérité, de reconnaître aujourd'hui, avec la même franchise, que je m'étais absolument trompé; car cette indisposition ne m'empêcha pas de continuer, sans l'interrompre un seul jour, mon expérimentation sur moi-même, et jamais aucuns des symptômes, qui m'avaient paru suspects, ne se sont reproduits depuis. Il est, d'ailleurs, démontré plus loin (p. 38), que l'usage du pain à l'eau de mer ne peut pas être nuisible, quelque long temps qu'on le continue,

rèrent de leur confiance. Je soumis à ce régime tous les miens et quelques amis. Mon honorable confrère, le Dr Da Cruz Teixeira, médecin à Arcachon, suivit mon exemple auprès de quelques-uns de ses clients, et la consommation du nouveau pain augmenta rapidement, surtout parmi les étrangers qui affluaient alors dans le pays. Mais il est à peu près impossible de suivre une observation régulière dans une station balnéaire où le sujet vous échappe au moment où vous vous y attendez le moins. Aussi ne puis-je rien dire de plus des effets produits sur ceux-ci par ce nouveau régime, sinon que je n'ai pas appris qu'aucun d'eux ait eu à se repentir d'avoir suivi mes conseils. Tous, au contraire, se plaisaient à reconnaître que le pain à l'eau de mer est plus agréable au goût, se conserve frais plus longtemps et est d'une digestion plus facile et plus rapide que le pain ordinaire.

J'avais donc atteint le but que je m'étais proposé en commençant mes expériences. Celles-ci avaient mis entre mes mains un moyen facile et efficace d'administrer l'eau de mer à l'intérieur, sous une forme agréable, et qui mieux est encore, à un prix accessible aux bourses les plus modestes. Ces mêmes expériences m'avaient appris qu'il exerce une action des plus salutaires sur la digestion et sur toutes les fonctions de nutrition, ce qui, d'ailleurs, eût été facile à prévoir d'avance si l'on veut bien se rappeler que l'eau de mer est une eau minérale des plus riches, et que les sels qui entrent dans sa composition, entrant aussi, pour la plupart, dans la constitution normale du sang, de nos humeurs, et de nos tissus, sont nécessaires, dans une certaine mesure, au jeu régulier des fonctions essentielles à la vie.

§ III

Composition de l'eau de mer.

Il suffira, pour s'en convaincre, de jeter les yeux sur cette analyse de l'eau du bassin d'Arcachon, faite, il y a peu d'années, par M. Fauré, ancien pharmacien à Bordeaux :

	Eau : 1 litre.
Chlorure de sodium (sel marin)......	27,965
— de magnésium............	3,785
— de calcium...............	0,325
Iodure et bromure.................	Indéterminé.
Sulfate de magnésie................	5,575
— de chaux....................	0,225
— de soude....................	0,485
Carbonate de chaux...............	0,315
— de magnésie............	
Matière organique animalisée........	0,052
	38,727

(Fauré, 1853.)

La composition de l'eau de mer est extrêmement variable, tant dans la proportion de ses éléments que dans la nature de quelques-uns d'entre eux. Elle varie aussi suivant le lieu, la saison, la latitude où elle a été puisée, suivant qu'on était plus ou moins éloigné des côtes, qu'on était resté à la surface ou descendu à une plus grande profondeur, etc., etc. Aussi parmi les très-nombreuses analyses qui ont été faites, ne s'en trouve-t-il pas deux qui se ressemblent absolument. On en jugera par celles qui suivent et que je prends parmi les plus récentes :

Méditerranée. — ***Eau puisée de 3,000 à 5,000 mètres de la côte de Cette et à 1 mètre de profondeur; sa température était de 21° et sa densité de 1,0258.***

	Eau : 1 litre
Chlorure de sodium.................	30,182
— de potassium.............	0,518
— de magnésium.............	3,302
Bromure de sodium.................	0,570
Carbonate de chaux.................	0,118
Sulfate de magnésie.................	2,541
— de chaux.....................	1,392
Oxyde de fer........................	0,003
	38,625

(Usiglio, 1849)

Manche. — ***Eau puisée au Havre à quelques kilomètres de la côte.***

	Eau : 1 litre
Chlorure de sodium.................	25,704
— de magnésium.............	2,905
Bromure de magnésium.............	0,030
— de sodium.................	0,103
Sulfate de chaux.....................	1,210
— de magnésie.................	2,462
— de potasse.................	0,094
Carbonate de chaux.................	0,132
Silicate de soude.....................	0,017
Carbonate et phosphate de magnésie	traces
Oxydes de fer et de manganèse......	traces
	32,657

(Mialhe et Figuier)

Mer du Nord. — *Eau puisée près de Foehr, duché de Schleswig. Pesanteur spécifique 1,0221.*

	Eau : 1 litre
Chlorure de sodium	20,497
— de calcium	0,372
— de magnésium	1,695
— de potassium	0,331
Sulfate de magnésie	2,375
Silice	0,091
Résine et corps extractif	0,053
Brome	traces
	25,414

(Duménil, 1846)

De la comparaison de ces quatre analyses, il résulterait : 1° que la proportion des principes minéraux entrant dans la composition des différentes mers peut présenter une différence de plus d'un tiers dans sa somme totale ; 2° que la proportion des sels de magnésie contenus dans l'eau du bassin d'Arcachon serait plus élevée, de moitié, que partout ailleurs, et que ceux-ci entreraient pour un quart dans sa minéralisation totale.

J'en étais là de mon travail, et je m'étais déjà

demandé d'où pouvait provenir la magnésie qui se serait accumulée en si grande abondance dans l'eau d'Arcachon, lorsque m'a été remise une nouvelle analyse de cette eau, faite, à ma prière, par M. Dony, ingénieur, directeur de l'usine de la Société anonyme des produits chimiques agricoles, à Bordeaux. L'eau qui a servi à faire cette analyse a été puisée, par moi, au mois de novembre 1872, au milieu du chenal du bassin, à la hauteur du point de jonction de l'avenue Sainte-Marie avec le boulevard de l'Océan, à vingt-cinq ou trente centimètres de profondeur, et au moment où la marée commençait à descendre. Cette analyse est donc toute récente, et je ne crains pas d'affirmer qu'elle a été faite avec le plus grand soin, et à l'aide des procédés les plus perfectionnés de la science actuelle. M. Dony est d'ailleurs un de nos chimistes les plus autorisés ; sa sagacité dans toutes ses recherches, son exactitude consciencieuse sont depuis longtemps reconnues et appréciées dans le monde savant, et lui ont valu d'occuper des postes importants dans l'industrie marseillaise, et notamment dans celle du traitement *des eaux mères des salines.* Je suis donc heureux de pouvoir mettre son analyse sous les yeux de mes lecteurs, et de leur faire partager ma bonne fortune.

Analyse de l'eau de mer prise dans le bassin d'Arcachon au milieu du chenal.

Densité = 1,0231 à + 15° correspondant à 3°26 Bé.

	Eau : 1 litre.
Chlorure de sodium	24,290
— de magnésium	3,334
— de potassium	0,470
Bromure de sodium	0,283
Iodure	Traces
Sulfate de magnésie	2,031
— de chaux	1,134
Carbonate de chaux	0,092
Péroxyde de fer	0,003
Matière organique	N'a pas été dosée
Sels alcalins à l'état anhydre	31,637

(Dony, mai 1873.)

Il est facile de voir, d'après cette analyse, que la composition de l'eau du bassin d'Arcachon présente une grande analogie avec celle de l'eau de la Méditerranée. Le chiffre total des sels minéraux de cette dernière est plus élevé d'un cinquième que celui de la première, ce qui s'explique par la différence de leur densité. Mais le rapport proportionnel de ces différents sels entre eux est, à très-peu de chose près, le même, à l'exception toutefois des sels de magnésie qui sont notablement plus élevés dans l'eau du bassin d'Arcachon.

Mais si je compare l'analyse faite en 1853 par M. Fauré avec celle de M. Dony, cette comparaison m'étonne et me met dans un grand embarras. En effet, on trouve entre elles de telles différences que pour les comprendre il faut admettre, de toute nécessité, ou que l'eau du bassin d'Arcachon a subi une transformation radicale dans sa composition chimique depuis 1853, ou que l'un des deux expérimentateurs s'est entièrement trompé dans son analyse. La première supposition est inadmissible, tout le monde doit le comprendre. Reste donc la seconde, et après un examen plus attentif de l'analyse de M. Fauré, on verra que s'il y a erreur, comme cela est certain, cette erreur ne peut pas être imputée à M. Dony. Car, d'après M. Fauré, il y aurait en même temps dans l'eau de mer d'Arcachon 0g,325 de chlorure de calcium, et 5g,575 de sulfate de magnésie par litre. Or, il n'est pas besoin d'être un grand chimiste pour savoir que ces deux substances ne peuvent pas se trouver en présence dans une même solution, sans qu'il s'opère immédiatement une double décomposition produisant du sulfate de chaux insoluble, ou à peu près, qui se précipite, et du chlorure de magnésium qui est dissous dans le liquide.

Mais les lois qui régissent les phénomènes de la nature, loin d'être capricieuses et changeantes comme celles des hommes, sont absolument immuables. Cette seule méprise de M. Fauré suffit donc pour nous permettre de suspecter le reste de son analyse et de n'en tenir aucun compte.

Je puis maintenant essayer de déterminer avec quelque précision, dans quelle proportion les principes minéraux de l'eau de mer d'Arcachon entrent dans la composition du nouveau pain. Je n'ai plus qu'à m'appuyer sur les résultats de l'analyse de M. Dony, dont tout garantit la parfaite exactitude.

Il est généralement reconnu que la farine de blé absorbe d'autant plus d'eau, pendant le pétrissage de la pâte, qu'elle est moins hydratée ou plus sèche. Cependant on s'accorde aussi pour admettre que cette faculté d'absorption peut être représentée par une moyenne de 50 p. 0/0 du poids de la farine de bonne qualité. En d'autres termes, il faut 50 kilog. ou litres d'eau pour 100 kilgr. de farine, qui donnent en moyenne 130 kilog. de pain cuit. D'où il suit que l'eau du bassin d'Arcachon contenant 31^{g},637 de sel par litre, les 130 kilogr. de pain produits par 50 litres de cette eau, retiendront 1,581^{g},850 de ces sels, ou 12^{g},168 par kilogr. et 6^{g},084 par livre de 500 gr. Cette livre de pain, qui forme à peu près la ration journalière du plus grand nombre, contient donc, du fait seul de l'eau de mer qui a servi à sa confection, plus de 6 gr. de principes minéraux divers qui se répartissent selon les proportions suivantes :

§ IV

Ce que l'eau de mer ajoute à une livre de pain.

Chlorure de sodium (sel marin)......	4,673
— de magnésium.............	0,641
— de potassium...............	0,090
Sulfate de magnésie...............	0,390
— de chaux....................	0,218
Bromure de sodium...............	0,054
Carbonate de chaux...............	0,017
Peroxyde de fer....................	0,0007
Iodure............................	traces
	6,0837

Ainsi donc celui qui mange une livre de pain à l'eau de mer chaque jour, prend en même temps, et sans s'en apercevoir, un peu plus de six grammes d'un composé des plus complexes, dont l'action sur le corps humain, insignifiante en apparence pendant les premiers temps, devient aussi énergique que salutaire à mesure qu'elle se renouvelle et qu'elle se prolonge plus longtemps. Je dirai tout à l'heure quelle est la nature de cette action et quels en sont les résultats, tant chez les personnes qui se portent à peu près bien, que chez celles dont la santé est plus ou moins compromise. Mais je dois auparavant m'arrêter un instant sur une question des plus importantes, qui m'a longtemps préoccupé et que je suis enfin parvenu à résoudre complètement après plus de neuf mois de recherches et d'expériences de toutes sortes.

§ V

Il est possible de rendre l'eau de mer transportable à toutes les distances, et par tous les moyens de transport à l'aide d'un procédé qui m'appartient.

Tout le monde sait que l'eau de mer se corrompt avec facilité et souvent avec une rapidité extrême lorsqu'elle est séparée de la masse commune (¹). Quelques heures suffisent le plus

---

(¹) « *Mare in partes divisum, cito putrescit et corrompitur. Universum, non item.* » (ARISTOTE, *Météorologie*, liv. IV, ch. 1er.) « La mer, divisée en parties, pourrit vite et se corrompt. Réunie, il n'en est plus ainsi. »

souvent pour lui donner une odeur des plus désagréables, qu'elle communique au pain en même temps que celui-ci prend mauvais goût. Il était donc impossible ou à peu près de la transporter intacte, même à de très-petites distances, et par suite de faire du pain à l'eau de mer ailleurs que dans le voisinage immédiat de l'Océan. Cela réduisait singulièrement l'importance et l'utilité de ma découverte, dont n'auraient évidemment pu profiter qu'un très-petit nombre de privilégiés.

Mais le mal était-il véritablement sans remède, et serait-il impossible de trouver un moyen de purifier et de conserver l'eau de mer pendant quelques semaines au moins, de façon à la rendre transportable par chemin de fer ou par toute autre voie, sans lui faire subir cependant aucune altération grave dans sa composition chimique ? Le problème me parut difficile, mais je ne le jugeai pas insoluble. Je ne voyais d'ailleurs aucun autre moyen de rendre possible la fabrication et la vente du nouveau pain à peu près partout, et je me décidai à chercher. Je dus chercher longtemps ; je fis expériences sur expériences , j'essayai, entre autres, tous les désinfectants ou antiseptiques connus et même inconnus. Mais je ferai grâce à mes lecteurs de tous les détails fastidieux dans lesquels je serais obligé d'entrer pour leur donner une idée, même très-incomplète, de l'étendue et de la variété de mes recherches. Une seule chose doit les intéresser, c'est de savoir que j'ai enfin trouvé ce que je cherchais et que j'ai réussi bien au delà de mes espérances, comme la pratique déjà commencée à Bordeaux, à la boulangerie viennoise de la rue Sainte-Catherine, ne tardera pas à le démontrer à tous.

Tout ce qui précède peut donc se résumer dans les deux conclusions suivantes :

1° Il est démontré pratiquement que l'on peut faire d'excellent pain avec l'eau de la mer substituée à l'eau douce, c'est-à-dire qu'on peut faire entrer dans la composition de l'aliment le plus indispensable à la vie de l'homme, tous les sels minéraux qu'elle renferme, et dont l'ensemble constitue un composé naturel des plus utiles, tant au maintien qu'au rétablissement de la santé, comme il va être montré plus bas.

2° Il est possible de purifier et de conserver l'eau de mer assez complètement pour la rendre transportable aux plus grandes distances et par toutes les voies de transport, ce qui met à la portée de tous, sans exception, cet aliment salutaire que la nature semblait vouloir interdire au plus grand nombre.

CHAPITRE II

DE L'ACTION EXERCÉE PAR LE PAIN A L'EAU DE MER SUR L'HOMME JOUISSANT D'UNE BONNE SANTÉ, ET DE L'UTILITÉ DE CETTE ACTION.

L'action du pain à l'eau de mer sur l'homme, sain ou malade, peut se résumer, ainsi que je l'ai indiqué plus haut, dans les deux propositions suivantes : 1° Il réveille et augmente l'appétit, et rend la digestion plus facile et plus prompte ; 2° il active fortement toutes les fonctions d'assimilation et d'élimination dont l'ensemble constitue la nutrition. Cette action peut être rapportée, en grande partie du moins, au chlorure de sodium ou sel marin et aux autres sels du même genre qui entrent dans sa composition. Celle-ci a été étudiée avec beaucoup de soin dans ces derniers temps, et les effets en ont été décrits d'une manière remarquable dans un livre publié tout récemment (1873), *les Eléments de thérapeutique* du Dr Rabuteau. Je ne saurais mieux faire que de mettre sous les yeux de mes lecteurs le passage suivant qui les résume avec une grande précision :

« Les chlorures que nous venons d'étudier ont des propriétés communes. Ils retardent la coagulation du sang, conservent les globules, dont ils augmentent le nombre d'une manière indirecte, et dont ils favorisent le rôle, comme agents vecteurs de l'oxygène. Ils augmentent les combustions, ainsi que la production et l'acidité du suc gastrique. Ils activent également la circulation, à l'exception du chlorure de potassium qui ralentit le pouls en sa qualité de sel de potassium. C'est ce qui explique leur rôle *d'agents modificateurs de la nutrition*, et leur emploi dans les états morbides, liés à un trouble direct de la nutrition. » (Page 125).

§ Ier

Les chlorures alcalins augmentent la sécrétion du suc gastrique et le rendent plus acide.

Le premier fait a été constaté directement par Bardleben pour le chlorure de sodium, en introduisant ce sel dans l'estomac des chiens par une fistule gastrique. Mais on pouvait se demander, dit le Dr Rabuteau, si sous l'influence d'un régime plus salé on obtiendrait le même résultat. Pour répondre à cette question, il a nourri un chien muni d'une fistule gastrique, tantôt avec des aliments salés, tantôt avec des aliments de même nature, mais ne contenant que le sel qu'ils renferment normalement. « En opérant ainsi, ajoute-t-il, j'ai pu constater : 1° Que le suc gastrique, recueilli par la fistule pendant un temps déterminé, était plus abondant sous l'influence d'un régime très-salé que sous l'influence d'un régime ordinaire ; 2° que ce même suc était plus acide (1). »

Cela étant démontré, il suffit de rappeler que le suc gastrique est l'agent essentiel de la digestion stomacale (2), et qu'il perd partiellement ou

(1) Rabuteau. *Éléments de thérapeutique*. Paris, 1873, p. 104.

(2) Pour mieux faire comprendre toute l'importance du rôle du suc gastrique, je rappellerai encore que la quantité de ce liquide sécrété, en vingt-quatre heures, ou plutôt pen-

en totalité ses propriétés digestives, lorsque, pour une cause quelconque, son acidité diminue ou cesse tout à fait. On comprendra dès lors pourquoi les personnes à qui j'ai fait manger du pain à l'eau de mer, cet été, ont été unanimes à reconnaître qu'il rend la digestion plus facile et plus rapide que le pain ordinaire. On comprendra encore comment ce même pain peut être un excellent remède dans toutes les névroses de l'estomac si fréquentes et si douloureuses, qui ont pour résultat, ou un ralentissement de la sécrétion du suc gastrique, ou une diminution de son acidité. Mais on pourra aussi se demander si l'usage habituel et exclusif de ce nouvel aliment, ne pourrait pas devenir, à la longue, plus nuisible qu'utile en surexcitant

---

dant la digestion, est beaucoup plus considérable qu'on ne l'avait supposé jusque dans ces derniers temps. Il a été établi, en effet, par des expériences directes, que cette quantité peut être évaluée, dans l'espèce humaine, à plus de 500 grammes à l'heure, ce qui porterait à 2 kil. 1/2 au moins, la quantité nécessaire à une seule digestion dont la durée varie entre quatre et six heures. (Béclard, *Physiologie*, p. 94.)

outre mesure la sécrétion du suc gastrique, et surtout en portant une trop grande quantité de chlorures alcalins dans la masse du sang. Cette question, qui m'a été faite quelquefois, est assez sérieuse pour que je m'y arrête quelques instants. Ma réponse sera d'ailleurs aussi nette que décisive.

§ II

L'usage habituel du pain à l'eau de mer ne peut être nuisible.

Je n'hésite pas à affirmer que l'usage habituel du pain à l'eau de mer, quelque long temps qu'on le continue, ne peut jamais être nuisible. Je ferai remarquer, en effet, que la quantité de sel marin ajoutée au pain par l'eau de mer est moindre que celle qui entre à peu près partout dans la fabrication du pain ordinaire. Cela résulte de nombreux renseignements que j'ai recueillis de tous les côtés, et d'après lesquels la quantité de sel qui entre dans la composition d'une livre de pain varie entre cinq et huit ou neuf grammes, suivant les localités. Or, j'ai montré plus haut que le pain fait avec l'eau du bassin d'Arcachon n'en contient même pas cinq grammes (4g,673). Aussi beaucoup de personnes le trouvent-elles moins salé que celui qu'elles mangeaient d'habitude. Cette eau contient, il est vrai, en outre du sel marin, plus de sept grammes de divers autres sels par litre. Mais cela n'ajouterait qu'un gramme quatre cent treize milligrammes à la proportion des sels du pain à l'eau de mer, et chacun de ces sels, pris isolément, sans excepter ceux de magnésie, est moins actif que le chlorure de sodium.

D'où vient donc que le nouveau pain porte dans toutes les fonctions de notre corps une stimulation si puissante et si salutaire, tandis que le pain ordinaire, qui contient cependant plus de sel, est impuissant à la produire? Évidemment parce que ce sel n'est pas absolument pareil à celui de la mer, ou plutôt parce que ce dernier fait partie d'un composé naturel et pour ainsi dire vivant, comme le sont les eaux minérales, dont tous les éléments, par leur association plus intime, leurs combinaisons mieux définies, leur plus grand état de division peut-être, jouissent de propriétés énergiques qu'ils ne conservent qu'en partie ou perdent totalement quand ils sont isolés. Il est incontestable, en effet, que toutes les eaux minérales ont des propriétés qui leur sont propres, et leur appartiennent, en tant qu'eaux minérales; qu'elles jouissent enfin d'une manière d'être, d'une sorte de vie spéciale, qu'il a toujours été impossible de reproduire dans nos laboratoires. On a essayé d'imiter, depuis bien longtemps, celles d'entre elles qui sont le plus en renom, et malgré tous les progrès de la chimie moderne, malgré les analyses les plus minutieuses et les soins les plus attentifs, on n'a obtenu que des produits pharmaceutiques, qui ne rappellent que de fort loin les eaux naturelles, ni dans leur composition, ni surtout dans leurs propriétés médicales. Il est à remarquer, d'ailleurs, que dans tous ces produits, on a été obligé, pour obtenir une action en général insignifiante, d'augmenter, dans une proportion considérable, la dose des principes actifs de ces dernières. Ainsi, pour ne citer qu'un exemple, un bain d'eau de Baréges naturelle contient de dix à douze grammes de sulfure de sodium, et le bain de Baréges artificiel, de Quesneville, qu'on emploie généralement aujourd'hui, en contient soixante grammes.

On comprendra facilement maintenant pourquoi le pain à l'eau de mer, tout en étant moins salé que le pain ordinaire, est cependant doué de propriétés plus actives ([1]). On comprendra

---

([1]) « Dans cet état d'incertitude, il faut avoir la franchise d'avouer que la science n'a pas dit son dernier mot à ce sujet, et qu'il y a peut-être, comme quelques hydrologistes le pensent, des principes cachés, ou bien une *sorte de vie des eaux,* ce qui serait par exemple *un état électrique* particulier, qui leur imprime des propriété que nos moyens ne peuvent imiter. M. Becquerel a depuis peu signalé, en effet, un état électrique dans plusieurs eaux minérales; enfin l'existence de l'*ozone* ne saurait-elle pas venir ici en aide aux savants pour fournir quelques-unes des explications cherchées? » (*Traité pratique d'analyse des Eaux minérales,* par Ossian Henry, membre de l'Académie de Médecine de Paris. — Paris, 1858, page 21.)

aussi que, le premier portant moins de chlorures dans le sang, il n'est pas possible qu'il soit plus nuisible que le second. Mais il existe une autre preuve plus décisive encore de l'innocuité absolue du pain nouveau, celle-ci tirée des découvertes physiologiques les plus récentes. Je constate d'abord, avec M. Béclard, dans son *Traité élémentaire de physiologie humaine*, que le sel est d'un usage général, que les animaux eux-mêmes le recherchent, et que sa suppression dans l'alimentation est promptement suivie d'une altération grave de la santé ([1]). Quoique constituant un des éléments incombustibles du sang, le sel n'en est pas moins un élément nécessaire. Il ne faut pas oublier qu'il y en a dans le corps de

([1]) « Suivant Barbier, dit le Dr Rabuteau, des seigneurs russes voulant faire des économies, privèrent un jour de sel leurs paysans. Ces malheureux devinrent albuminuriques et hydropiques; leur santé fut enfin si délabrée qu'il fallut leur fournir de nouveau cet aliment. Ce fait semblerait prouver, ajoute cet auteur, que le sel marin agit sur les matières albuminoïdes, qu'il les modifie d'une manière peu connue encore, mais dont le résultat final est leur combustion, et leur transformation en un produit ultime, l'urée. » (*Loc. cit.*, p. 101.)

l'homme de deux cents à deux cent cinquante grammes. Enfin, il faut encore moins oublier que, parmi les sels du sang, le chlorure de sodium est le plus répandu et que son intervention paraît indispensable à la constitution de ce liquide, dont il entretient l'alcalinité, tout en maintenant à un degré déterminé le point de coagulation de l'albumine.

Cette dernière proposition tendrait à faire admettre que la somme totale du chlorure de sodium existant normalement dans notre corps ne varie que dans des proportions tout à fait insignifiantes, quelle que soit, d'ailleurs, la quantité de ce sel, introduite par l'alimentation et l'absorption, dans le torrent circulatoire. Il est démontré, en effet, que l'excédant de celui-ci est très-rapidement éliminé par les urines et par les sueurs. « Tandis que presque tous les médicaments, tels que les iodures, les chlorates, les arsénicaux, s'éliminent graduellement jusqu'à ce qu'il n'en reste plus de trace dans l'économie après la cessation de leur emploi, le chlorure de sodium ne paraît pas pouvoir s'éliminer en totalité. Malgré l'usage d'aliments non salés, il en reste toujours des quantités notables dans l'organisme, comme s'il en formait partie intégrante. Mais si l'on ingère du chlorure de sodium, l'excès sur la quantité qui existe normalement dans le sang, s'élimine aussitôt. En effet, Lehmann ayant analysé son sang à un certain moment, puis après avoir pris des aliments salés, et, une troisième fois, après avoir pris soixante grammes de sel, et bu environ deux mesures d'eau, trouva, dans ces trois circonstances différentes, 4,138, 4,148 et 4,181 de chlorure de sodium pour 1,000 parties de sang. L'excès du sel sur la quantité retenue normalement dans ce liquide s'était éliminé rapidement par les reins. Il y a donc une certaine constance relative à la quantité de chlorure de sodium dans le sang à l'état normal, quantité que l'on peut évaluer, d'après Lehmann et Marcet, à 4 ou 5 pour 1,000 [1]. »

---

(1) Dr Rabuteau, *loc. cit.*, p. 100.

Le fait physiologique révélé par les expériences de Lehmann, sur lui-même, a une importance sur laquelle il me semble inutile d'insiter. Il prouve, jusqu'à la dernière évidence, que le sel marin, introduit dans le sang par une voie quelconque, n'y reste jamais en quantité suffisante pour nuire à la régularité des fonctions de la vie, tout celui qui dépasserait la proportion normale et nécessaire, en étant éliminé aussitôt par les reins et les glandes sudoripares. Cela doit me suffire puisque ma thèse en reçoit une consécration définitive et indiscutable.

§ III

Les chlorures alcalins retardent la coagulation du sang et le rendent plus rutilant.

Ce fait est généralement admis depuis longtemps, et M. Rabuteau rappelle que cette propriété du chlorure de sodium, de retarder la coagulation du sang, dont quelques modernes ont cru pouvoir s'attribuer la découverte, a été reconnue au siècle dernier par Hewson, en étudiant l'influence de divers agents sur ce liquide.

Mais M. Rabuteau aurait pu remonter beaucoup plus loin que le siècle dernier, pour chercher le véritable inventeur de cette propriété du sel. Il aurait trouvé, en effet, qu'elle était connue des anciens, ainsi qu'en témoigne le passage suivant de Plutarque, que mes lecteurs me pardonneront de mettre tout entier sous leurs yeux, à cause de son importance :

« Pourquoi est-ce que les bergers baillent du sel à leurs brebis et moutons ? Est-ce, comme la plus part des gens estiment, *à fin qu'ils en mangent davantage*, et conséquemment qu'ils en deviennent plus gras, d'autant que *l'acuité du sel provoque l'appétit*, en ouvrant les pores et petits pertuis de la chair, donne voye à la nourriture, *pour se digérer et distribuer plus aisément par tout le corps ?* A raison de quoy le médecin Apollonius, fils d'Herophilus, voulait que l'on nourrist les hommes gresles et maigres, non de viandes doulces ny de pain blanc de fleur de froment, mais de salures et de choses confites en sel, dont l'acuité déliée estant comme un grattement ou frottement à faire venir le poil, conduit la nourriture par les petits pertuis à chaque partie du corps.

» Ou bien plustost ils accoustument leurs moutons à lescher du sel pour leur santé, à fin de restreindre un peu le trop de graisse, d'autant qu'ils deviennent malades quand ils sont trop gras, et le sel consume la graisse et la dissoult : au moïen de quoi encore quand on les a tuez, on les en escorche plus facilement, d'autant que la graisse qui colloit et attachoit leur peau à la chair, en devient plus déliée pour l'acrimonie du sel, joinct *que le sang se subtilise et devient plus délié et plus liquide de ceux qui leschent le sel, et n'y a rien qui se fige et se constipe au dedans, quand il y a du sel meslé.*

» Il pourrait être aussi qu'ils le font pour les rendre plus *enclins et plus habiles à engendrer; car les masles et les femelles en deviennent plus chauds et en appètent plus à s'assembler.* Car les chiennes mesmes deviennent plus tôt chauldes, et conçoivent plus tôt, quand elles ont mangé quelques salures, et les bateaux où l'on porte le sel, pour la même raison, produisent plus de souris, d'autant qu'elles se meslent plus souvent ensemble [1]. »

Il est facile de voir maintenant que je n'exagérais rien lorsque je disais, en commençant, que les anciens Grecs ou Romains, et probablement beaucoup d'autres avant eux, en savaient à peu près autant que nous sur les propriétés merveilleuses du sel marin et de l'eau de mer. Leurs notions en physiologie étaient à peu près nulles, leurs explications des phénomènes de la nature vivante, presque toujours absurdes ou ridicules, et cependant l'observation des faits leur avait appris, selon le témoignage de Plutarque, que le sel *provoque l'appétit et rend la digestion plus facile,* que sous son influence *le sang se subtilise et devient plus liquide,* enfin qu'il *active fon-*

---

[1] PLUTARQUE, traduction d'AMYOT. Œuvres mêlées. *Traité des causes naturelles.* Question 5e.

tement les fonctions génératrices, tant de l'homme que des animaux, et contribue ainsi à la conservation des espèces autant qu'à celle des individus. Nous comprenons mieux aujourd'hui ces phénomènes, et les explications que nous essayons d'en donner satisfont d'autant mieux notre esprit, que nous nous faisons moins d'illusions sur le nombre et l'importance des problèmes qui nous restent encore à résoudre. Mais nous sommes d'autant plus inexcusables, d'avoir si complètement méconnu jusqu'ici l'utilité d'un agent de conservation aussi nécessaire à l'homme et à tous les êtres vivants, qu'il est répandu dans la nature (1).

---

(1) « Le chlorure de sodium est l'un des composés les plus répandus dans la nature. Le règne minéral nous l'offre parfois en masses considérables, connues sous le nom de *sel gemme*. Les eaux marines en contiennent 30 à 40 pour 1000; enfin, on le retrouve dans le sol et jusque dans l'atmosphère des continents, où l'analyse spectrale a permis d'en déceler des traces.

» Ce principe si diffus dans la nature devait se retrouver dans les végétaux et dans les animaux. Les cendres de tous les végétaux, même les plantes terrestres, en donnent des

§ IV

Les chlorures alcalins conservent les globules rouges du sang et en augmentent le nombre.

Lorsqu'on examine, comparativement, au microscope, du sang additionné de sel marin ou mélangé avec de l'eau pure, on constate que les globules rouges du premier se conservent intacts plus longtemps que ceux du second. Ceci semble suffire pour expliquer les résultats assez inattendus de l'expérience suivante, faite par M. le Dr Plouviez. Celui-ci, sans rien changer à son alimentation ordinaire, s'astreignit à prendre chaque jour, pendant deux mois consécutifs, 10 grammes de chlorure de sodium, qui

---

quantités notables à l'analyse. Parmi les familles naturelles des végétaux terrestres *qui en contiennent le plus, il faut citer les graminées et les crucifères*. Chacun sait en effet que le cresson est naturellement salé.

» Enfin, toutes les parties de l'organisme animal contiennent du chlorure de sodium, depuis les larmes qui en renferment 13 pour 1000, jusqu'aux os et aux dents dont les cendres n'en fournissent que quelques centièmes. »

(Dr Rabuteau, *loc. cit.*, 699.)

étaient ainsi ajoutés à celui que contenaient déjà les aliments. M. Poggiale ayant analysé son sang, avant et après l'expérience, trouva que ce dernier contenait une proportion de globules rouges de 143 pour 1,000 au lieu de 130 qu'il avait trouvés dans le premier. La proportion de l'eau et de l'albumine avait en même temps diminué. Cette augmentation des globules correspondant à une diminution sensible de l'albumine et de l'eau du sang, sous l'influence d'un régime plus salé que d'habitude, était-elle due uniquement à la durée plus longue des globules déjà existants en même temps qu'il s'en formait de nouveaux, ou bien à leur prolification plus rapide sous l'impulsion plus vive imprimée par le sel aux oxydations qui se passent sans cesse dans le liquide nutritif? Il me paraît très-probable que l'une et l'autre supposition sont également vraies, et que les deux phénomènes se réunissent pour amener le résultat observé.

Quoi qu'il en soit de la valeur de cette explication, le fait n'en existe pas moins, et son importance ne saurait être contestée. Le rôle des globules du sang est, en effet, bien connu ([1]).

([1]) « Les globules sont de tous les éléments albuminoïdes du sang les plus importants, et celui à la constitution duquel toutes les autres substances azotées sont en quelque sorte subordonnées. Ils ont un commencement, une période d'état et une fin. Il faut aux globules du sang, un certain temps pour réparer leurs pertes ; il leur faut aussi un certain temps pour se détruire ; d'où l'on peut conclure qu'ils vivent un certain temps. Fixer exactement leur durée n'est pas possible dans l'état actuel de la science. Mais on peut présumer, d'après les expériences de M. Hollander que leur existence ne dépasse pas quelques jours. On sait, d'ailleurs, parfaitement que, quand, par une ou plusieurs pertes de sang, l'homme ou les animaux ont perdu une certaine proportion de ces globules, leur réparation ne s'effectue qu'après un temps plus ou moins long, et tant que cette reconstitution n'a pas eu lieu, *la nutrition sera languissante* ; tandis que la réparation de l'eau, celle de la fibrine, celle de l'albumine et des éléments organiques et salins du sérum se fait promptement. Ce qui prouve encore la destruction continue des globules du sang, c'est que, quand l'absorption digestive est supprimée ou amoindrie (inanition, nourriture insuffisante), le chiffre des globules s'abaisse fatalement. »

« Parmi les matières dissoutes dans le plasma (partie liquide du sang), il en est donc, au moins une partie, qui a passé par l'état vésiculaire ou par la phase globulaire, avant de s'échapper au travers des parois vasculaires pour servir à la nutrition. Les globules se développent, sans doute, aux

Quoique ceux-ci ne puissent traverser les parois des vaisseaux sanguins, et doivent accomplir, dans leur sein, toutes les phases de leur vie éphémère et mystérieuse, ils n'en prennent pas moins une part des plus importantes aux phénomènes de métamorphose continuelle qui constituent, en dernière analyse, la nutrition. C'est sur eux que se fixe surtout l'oxygène introduit dans le sang par l'acte de la respiration. Ce sont eux qui l'apportent jusque dans les ramifications les plus ténues du système capillaire général, au milieu duquel se produisent, en grande partie, les oxydations ou combustions lentes et successives qui donnent naissance à la chaleur animale, et achèvent la transformation des aliments en principes immédiats assimilables. Il est donc évident que le chlorure de sodium et les autres

dépens des matières albuminoïdes introduites dans le sang par le travail de la digestion, et ils se détruisent en abandonnant de nouveau, dans les parties liquides du sang et sous un nouvel état, les matières qui les ont formés. » (Béclard, *Physiologie*, p. 597.)

chlorures alcalins, retardant la destruction des globules et en augmentant la quantité d'une manière notable (9 à 10 p. 0/0, en deux mois, dans l'expérience du Dr Plouviez), permettent à ceux-ci d'absorber une plus grande quantité d'oxygène, et doivent contribuer, dès lors, à rentre plus actives toutes les combustions organiques : et c'est ce qui arrive, en effet, ainsi qu'il est démontré par l'expérience suivante du Dr Rabuteau :

« Pour m'assurer du fait, déjà indiqué par Voit, j'ai fait sur moi-même, en 1869, une expérience qui a été divisée en quatre périodes de huit jours, pendant lesquelles j'ai suivi un régime aussi identique que possible, si ce n'est que, pendant la deuxième période, j'ai ajouté dix grammes de sel marin de plus à mes aliments ordinaires, et que, pendant la troisième, j'ai pris des aliments de même nature, mais non salés, ou, du moins, ne contenant que le chlorure de sodium qu'ils renfermaient normalement. Les urines ont été recueillies exactement, et l'urée a été dosée chaque jour. Or, en comparant les moyennes obtenues pendant chacune des quatre périodes, j'ai trouvé que la variation de l'urée, sous l'influence du régime très-salé et du régime très-peu salé, a été de quatre grammes environ (soit de près de 20 p. 0/0.) L'acide carbonique n'a pas été dosé, mais il est infiniment probable que la formation de ce produit de combustion aurait présenté des variations analogues; car on sait que l'acide carbonique et l'urée sont deux principes qui varient dans le même sens, sous l'influence d'un médicament ou d'un état pathologique quelconque (¹). »

Il est encore une conséquence nécessaire de cette activité plus grande des oxydations et combustions organiques que j'ai constatée jusqu'à la dernière évidence par de nombreuses observations faites sur moi-même, à savoir une augmentation correspondante de la chaleur vitale. Ainsi j'ai pris bien souvent la température de

(¹) Rabuteau, *loc. cit.*, page 101.

mon corps à différentes heures de la journée, à l'aide d'un thermomètre placé sous l'aisselle, et toujours j'ai trouvé, comme cela est d'ailleurs reconnu depuis longtemps, que celle-ci augmentait de quelques dixièmes de degrés après chaque repas, de façon à ce que celle du soir dépassait de huit à dix dixièmes celle du matin. Mais si je restais seulement vingt-quatre heures sans manger du pain à l'eau de mer, les variations de la température du matin au soir étaient beaucoup moindres la journée suivante, et ne dépassaient pas trois à quatre dixièmes de degré, et de plus, celle du matin était toujours inférieure de un à deux dixièmes à celle des autres jours. J'ai renouvelé au moins huit à dix fois cette expérience comparative dans l'espace de six mois, et toujours elle m'a donné les mêmes résultats.

J'ai fait encore une expérience des plus curieuses qu'on m'excusera de raconter ici parce qu'elle confirme très-nettement ce que j'ai dit plus haut de la différence qui existe entre l'action exercée sur toutes les fonctions organiques, par le composé minéral, pour ainsi dire vivant, qui constitue l'eau de mer et celle qu'il est vraiment permis d'attribuer au sel marin, après qu'il en a été détaché. J'ai noté avec soin, pendant *quatre jours*, la température prise à dix heures du soir, environ trois heures après mon dîner ; puis, après m'être abstenu de pain à l'eau de mer pendant vingt-quatre heures, j'ai remplacé celui-ci, pendant les *quatre jours* suivants, par du pain ordinaire auquel j'ai ajouté une dose de dix grammes de sel marin, non épuré, prise en deux fois, avec le reste de mes aliments. J'ai donc pris, pendant ces quatre jours, au moins 13 grammes de chlorure de sodium de plus que précédemment. Car le pain ordinaire d'Arcachon contient généralement 7 grammes 690 de sel gris par livre, au lieu des 4 grammes 670 que l'eau du bassin d'Arcachon ajoute au pain fait avec elle, ainsi qu'il est établi plus haut (p. 27). Et cependant la température, prise à la même heure, a été invariablement inférieure de deux dixièmes de degré à celle qui avait été constatée pendant les quatre premiers jours.

§ V

Résumé.

1° Le pain à l'eau de mer augmente la sécrétion du suc gastrique et le rend plus acide, ce qui revient à dire qu'il réveille et accroît l'appétit, et rend la digestion plus facile et plus prompte.

2° Il active fortement le travail d'assimilation et d'élimination qui constitue la nutrition ou l'ensemble des fonctions les plus essentielles à la conservation de la vie de l'homme.

3° Il a été démontré, dans ces derniers temps, que le sel marin existe comme élément nécessaire dans la composition normale du sang, et que sa proportion (4 à 5 p. 1000) s'y maintient toujours, à très-peu de chose près, la même, quelle que soit, d'ailleurs, la quantité de ce sel introduite dans le liquide nutritif par la digestion et l'absorption des matières alimentaires assimilables. Il a été démontré, en effet, que tout le sel, excédant cette proportion, est éliminé aussitôt par les urines et les sueurs.

4° Le pain à l'eau de mer contient, d'ailleurs, une proportion de sel marin, sensiblement plus faible que celle qu'on ajoute au pain ordinaire chez presque tous les peuples.

5° Il est donc certain que l'usage habituel et exclusif de pain à l'eau de mer, ne peut pas être nuisible, quelque long temps qu'on le continue.

6° Enfin il est incontestable que le nouveau pain, contenant un composé très-complexe qui provient de l'une des eaux minérales les plus précieuses, est doué, par cela même, de propriétés plus actives et plus salutaires que chacun des chlorures alcalins pris isolément.

CHAPITRE III.

DE L'ACTION DU PAIN A L'EAU DE MER SUR L'HOMME MALADE.

L'étude sommaire des effets physiologiques du nouveau pain, suffit pour démontrer que celui-ci n'est pas seulement un aliment hygiénique agréable, mais qu'il est doué encore de propriétés curatives puissantes, et peut rendre les plus grands services dans le traitement d'une foule de maladies. Il me reste donc à en déterminer les principales indications, tout en laissant, au temps et surtout à l'expérience de ceux de mes confrères qui voudront bien me suivre dans cette voie, le soin d'en étendre la liste.

Le pain à l'eau de mer, de même que les chlorures alcalins, n'est pas un remède spécifique comme le quinquina ou le mercure. Il n'est utile, le plus souvent, que d'une manière indirecte et par l'action générale qu'il exerce sur les fonctions de nutrition. Il est donc destiné à devenir un des agents les plus importants de la médication tonique et reconstituante, à l'instar de ses congénères les eaux minérales chlorurées sodiques. « Les eaux chlorurées sodiques, disent avec justesse les auteurs du *Dictionnaire général des eaux minérales*, représentent une *médication reconstituante;* c'est-à-dire qu'elles agissent à la manière d'agents toniques et stimulants à la fois, sur les surfaces digestive et cutanée, et semblent poursuivre une action analogue jusque sur les phénomènes les plus intimes de l'assimilation. C'est en vertu, sans doute, de cette action qu'elles possèdent des propriétés résolutives assez caractérisées. Elles réveillent à un haut degré l'action de la peau. Elles développent l'appétit et rendent nécessaire une alimentation substantielle. Elles développent les sécrétions intestinales et urinaires. Elles activent la sécrétion abdominale et provoquent les manifestations hémorrhoïdales et menstruelles, quelquefois, celles-ci surtout, avec exagération. Les eaux chlorurées sodiques représentent encore une *médication altérante;* c'est-à-dire qu'elles modifient, dans un sens très-particulier, certaines altérations toutes spéciales de l'organisation. » (Tom. 1er, p. 447. Article *Eaux chlorurées sodiques.*)

L'eau de mer étant considérée, de l'aveu de tous, comme le type le plus parfait des eaux chlorurées sodiques, il est évident que le pain fait avec cette eau, doit avoir, à un haut degré, toutes les propriétés thérapeutiques de ces dernières. La comparaison de ses effets physiologiques, avec ceux qui sont indiqués dans ce passage remarquable, et qu'on s'accorde à reconnaître à toutes ces eaux minérales, suffit d'ailleurs pour légitimer cette conclusion. Mais le pain à l'eau de mer a, sur les eaux chlorurées sodiques, des avantages considérables : 1° Son emploi est beaucoup plus facile et n'exige aucun de ces déplacements dispendieux, qui sont toujours nécessaires pour une cure, quelque courte qu'elle soit, sur le bord de la mer ou dans une station d'eau minérale; 2° Il peut être continué pendant plusieurs mois, pendant des années, si cela est nécessaire, sans cesser d'être surveillé par le médecin du malade, plus compétent, sans contredit, que le médecin des eaux, à qui ce malade est tout à fait inconnu, pour diriger le traitement et surtout pour en apprécier les effets. 3° Enfin il peut être commencé, et continué indéfiniment, sans imposer au sujet aucune dérogation à ses habitudes ou à son régime ordinaire, du moins, quand les causes de la maladie à combattre, n'ont pas pour point de départ une mauvaise direction de ce régime ou de ces habitudes.

§ 1er.

Du pain à l'eau de mer, considéré comme agent préservatif *des maladies.*

Cela posé, je dois rappeler au début de cette étude, que le pain fait avec l'eau de mer possède, entre autres propriétés, celle d'imprimer une activité plus grande, à toutes les fonctions de l'organisme humain, et d'aider ainsi à les maintenir dans leur type normal et régulier.

D'où cette conséquence, qu'on peut, avec juste raison, le considérer comme un *préservatif* précieux contre les dérangements maladifs de ces fonctions. Les préservatifs de cette espèce, et surtout à ce point efficaces, ne sont pas tellement communs, qu'il soit permis de les dédaigner : « L'avenir de la médecine, ont dit avec raison les savants auteurs du *Traité de thérapeutique et de matière médicale*, d'accord en ceci avec nos plus éminents praticiens, l'avenir de la médecine et, par conséquent son véritable progrès, doivent être bien plutôt placés dans l'atténuation du nombre, de la violence et de la spécificité des maladies par le déploiement de la santé générale et par la réparation directe de la nature au moyen des conquêtes de l'hygiène publique et privée, au moyen de la diffusion de la moralité, des lumières et de l'aisance, que recherchés dans la guérison de la maladie une fois formée. »

De très-grands progrès ont été accomplis, dans cette voie féconde, depuis le commencement de ce siècle, et tout m'autorise à croire que l'introduction du pain fait avec l'eau de mer dans l'alimentation de la généralité des hommes ne sera pas le moindre de ces progrès. Mais ce progrès si désirable, quand et comment se réalisera-t-il? Ce ne sera pas, je le crains, sans lutte et sans obstacles. Le plus dangereux de tous ces obstacles et le plus difficile à vaincre, sera certainement l'esprit de routine et l'indifférence du plus grand nombre, et plus particulièrement, peut-être, de ceux-là même à qui le nouveau pain devra être le plus utile. Je ne me fais, à ce sujet, aucune illusion. Mais je suis de ceux qui croient que tout homme, si obscur qu'il soit, doit à ses semblables de leur faire connaître la vérité, dans la mesure de ses forces et sans compter sa peine, toutes les fois qu'il lui a été donné de soulever un coin du voile qui la couvre. Je remplirai donc mon devoir jusqu'au bout, et quoi qu'il puisse en advenir.

Le temps est d'ailleurs un grand maître, soit pour détruire, soit pour fonder, et je compte beaucoup sur lui pour m'aider à réaliser ma tâche. Je compte aussi sur le corps médical, qui aime le progrès, et n'hésite pas à l'adopter d'où qu'il vienne, lorsqu'il paraît de bon aloi. Je confie donc à mes confrères le soin de contrôler mes observations et les inductions que j'en ai tirées, puis de propager ma découverte, si ce contrôle les a convaincus de son utilité.

Enfin, pourquoi ne le dirais-je pas? je compte, si ce petit livre a le bonheur de tomber entre leurs mains, sur les personnes, heureusement encore assez nombreuses, qui, jouissant d'une santé assez bonne, tiennent à la conserver, et pensent qu'il est mieux de prévenir les maladies que d'avoir à les guérir ; et plus encore sur les mères de ces pauvres enfants qui naissent avec une constitution faible, délicate, un tempérament lymphatique, avec des prédispositions héréditaires à une diathèse morbide quelconque, et plus spécialement à la scrofule ou à la phthisie pulmonaire. Car toutes les personnes assez sages pour tenir à leur santé, se trouveront très-bien de l'usage habituel du nouveau pain : j'en appelle à l'expérience faite, l'été dernier à Arcachon, par les nombreux baigneurs, de tout âge, de tout sexe, et de toute condition, dont j'ai dit quelques mots dans mon premier chapitre. Je vais encore plus loin : pour les enfants débiles ou prédisposés ainsi que je viens de le dire, j'affirme que cet usage leur est formellement indiqué, et devra remplacer entièrement celui de l'autre pain, non-seulement pour quelques jours ou quelques mois, mais pendant de longues années, peut-être même pendant le reste de leur vie.

En effet, il devra suffire le plus ordinairement, je le prouverai plus loin, pour modifier profondément leur constitution tout entière, et préserver ainsi un grand nombre d'entre eux de cette longue série de maux, que tout le monde connaît, et dont ils sont menacés. Mais ces modifications radicales de la constitution, on le comprendra facilement, ne peuvent pas être obtenues en quelques jours. Elles exigent, au contraire, beaucoup de temps, une action lente et toujours présente qui ne peut venir que d'un régime approprié à chaque cas particulier, et rigoureusement suivi; enfin, elles ne durent le plus souvent, lorsqu'on a été assez heureux pour les obtenir, qu'autant que le nouvel organisme reste soumis, pendant longtemps encore, à l'action des agents qui les ont produites. C'est là une loi physiologique des plus rigoureuses et à laquelle il est impossible de se soustraire sans les plus graves dangers.

Il est donc certain que le pain à l'eau de mer sera utile à peu près à tout le monde. Cependant, peut-être serait-il bon de faire une exception pour les gens robustes et fortement constitués, d'un tempérament pléthorique et disposés, plus ou moins, aux congestions actives. Chez ces individus, en effet, dont le sang, déjà trop riche et trop plastique, ne circule qu'avec une certaine difficulté dans les vaisseaux capillaires, le nouveau pain semblerait tout à fait contre-indiqué. Pourtant je dois rappeler que s'il est vrai, comme il a été dit page 52, que sous l'influence de ce pain, on voit notablement augmenter la partie solide du liquide nutritif, il est certain, d'un autre côté, que celui-ci se maintient en même temps plus liquide et se coagule plus difficilement (pages 47 et suiv.). La question n'est donc pas aussi claire qu'on pourrait le croire au premier abord. C'est seulement de l'observation et de l'expérience des médecins qu'il est permis d'en espérer la solution.

§ II

Du pain à l'eau de mer dans la convalescence des maladies aiguës.

Qu'est-ce, en réalité, que la convalescence d'une maladie aiguë, d'une pleurésie, par exemple, ou d'une fièvre typhoïde? On a dit d'elle, qu'elle est un état intermédiaire entre la maladie qui a cessé et la santé qui n'existe pas encore. Cela est vrai, sans doute, mais d'une vérité banale, à la façon de M. de la Palisse, et qui ne nous dit rien sur la nature de cet état et sur ses conditions organiques. Il serait beaucoup plus juste de dire que la convalescence est encore la maladie; mais une maladie nouvelle et toute différente de la maladie primitive, quoiqu'elle en dérive directement, et reconnaisse pour cause immédiate et nécessaire les déperditions de force ou de matière, souvent énormes, subies par le malade tant par le fait même de la maladie elle-même, que par celui du traitement employé pour la combattre. Elle se caractérise par un allanguissement général de toutes les fonctions de nutrition, qui n'exclut pas un certain bien-être, malgré la faiblesse et quelques souffrances passagères, mais s'accompagne constamment d'une surexcitation ou d'un éréthisme, parfois excessif, du système nerveux ([1]).

([1]) « Voilà donc ce viscère (l'estomac), dont les actes devaient toujours s'accomplir à l'insu du *moi*, qui, maintenant que l'économie éprouve une disette de ses matériaux réparateurs, entre le premier en *éréthisme*. Ce mot, *éréthisme* a besoin d'être défini ; car la plupart des personnes l'emploient indifféremment, à la place des mots : irritation, excitation, orgasme, excès d'action, force, etc. »

« L'*éréthisme*, c'est la susceptibilité morbide que contracte un organe, par suite de la privation ou de l'insuffisance de ses stimulants physiologiques ou naturels. *C'est le signe le*

C'est ici qu'il est surtout facile de vérifier combien est vrai et profond le principe formulé, avec tant de précision par Hippocrate, lorsqu'il a dit : *Le sang est le modérateur des nerfs*. Tous les convalescents, en effet, sont plus ou moins anémiques ; leur sang est plus aqueux et a perdu une partie notable de ses éléments solides, et c'est merveille de voir avec quelle rapidité se dissipent, chez eux, les maux de nerfs, les vapeurs, les spasmes, etc., à mesure que leur sang se reconstitue et reprend, dans toute son énergie vitale, son rôle de stimulant physiologique de l'organisme. L'observation suivante fera mieux

---

plus certain de la faiblesse. Or, les stimulants physiologiques de l'estomac, ce sont les aliments ; le stimulant physiologique de tout l'organisme et du système circulatoire, du cœur en particulier, c'est le sang. »

« Une diète intempestive jette l'estomac dans l'éréthisme. Si vous joignez à cela l'*anémie*, toute l'économie partagera cet éréthisme. De plus, l'estomac, le centre épigastrique, en tant que *sensorium commune* du sens vital, ressentira et réfléchira la souffrance générale, et il n'y aura pas de sensations anormales et douloureuses, de phénomènes nerveux insolites, dont il ne puisse être le siége. » (Trousseau et Pidoux, *Traité de thérapeutique et de matière médicale*, t. I, p. 94.)

connaître toute ma pensée, en même temps qu'elle montrera tout le parti qu'on peut tirer du pain à l'eau de mer, comme reconstituant.

Observation I. — J'ai donné des soins, l'été dernier à Arcachon, sur la demande de mon honorable confrère M. Teixeira, et conjointement avec lui, à une petite fille de dix ans, je crois, qu'on lui avait adressée de Paris. Cette enfant était maigre, chétive, d'une constitution délicate, d'un tempérament éminemment nerveux, très-sujette à s'enrhumer, volontaire et très-gâtée par ses parents. Elle souffrait, depuis plusieurs semaines, d'une bronchite, peu intense à l'origine, et à laquelle on avait fait peu d'attention. Celle-ci s'était aggravée peu à peu; l'irritation avait gagné les dernières ramifications des bronches, la fièvre était venue, et nous avions affaire, dès le premier jour, à une bronchite capillaire des plus intenses, occupant la base et les deux tiers inférieurs des deux poumons, plus prononcée à gauche, où elle s'élevait presque jusqu'au sommet en arrière et présentait un peu de matité disséminée et quelques râles crépitants, mais sans souffle bronchique bien caractérisé.

Perte de l'appétit, soif ardente, langue large recouverte d'un enduit muqueux à la base, un peu rouge à la pointe; peau chaude, parfois sèche, surtout dans la paume des mains, plus souvent humide et recouverte d'une sueur abondante, surtout pendant la nuit; pouls très-fréquent, jusqu'à cent-quarante pulsations, plutôt faible que fort; toux fréquente, sèche, très-douloureuse, revenant parfois par quintes, précédée et suivie d'accès assez courts de suffocation; respiration très-fréquente, de trente à quarante-cinq inspirations par minute. Insomnie interrompue, de temps à autre, par un peu d'assoupissement avec rêves pénibles et cauchemars effrayants suivis, presque toujours, d'un peu de délire. Urines rouges, peu abondantes, sédimenteuses; pas de selles sans lavements.

Le cas était grave, d'autant que cette maladie était la troisième de même espèce, depuis moins de deux ans, et que la malade ne s'était jamais complètement remise dans l'intervalle. Cependant le traitement fut des plus simples. Un vésicatoire avait été déjà appliqué sur la poitrine, en arrière et à gauche; un second fut mis, deux jours après l'arrivée à Arcachon, à cheval sur la colonne vertébrale, un peu plus à gauche qu'à droite. Potion kermétisée alternant, après le septième jour et vu l'extrême faiblesse, avec une potion gommeuse additionnée d'une cuillerée à bouche de bonne eau-de-vie. La malade fut autorisée, en même temps, à prendre, toutes les cinq ou six heures, deux à trois cuillerées de bouillon léger ou de lait coupé avec un tiers ou moitié de tisane d'orge. Enfin on permit, un peu après, deux ou trois cuillerées de vin de quinquina dans les vingt-quatre heures.

A dater de ce moment, les accidents graves diminuèrent lentement, mais avec continuité; dès le vingtième jour, ils avaient totalement disparu et la fièvre avait cessé, sauf une légère exacerbation chaque soir. Mais la convalescence ne se présentait pas franchement. La malade était d'une faiblesse extrême et avait maigri d'une manière effrayante. Elle souffrait d'un éréthisme nerveux dont il serait difficile de donner même une idée, et qui ne lui laissait pas un instant de repos. Tout son corps était endolori à tel point qu'elle n'osait faire aucun mouvement, et que le moindre attouchement, la moindre pression suffisait pour lui faire pousser des cris lamentables. D'un autre côté, l'appétit était un peu revenu; mais les aliments même les plus légers fatiguaient l'estomac et étaient vomis presque toujours, au moins en partie. La morphine, la valériane, l'éther, loin de calmer cet état paraissaient l'exaspérer; le quinquina avait seul fait un peu de bien.

Je conseillai alors le pain à l'eau de mer, d'abord avec du lait ou du bouillon. Il fut mieux supporté que le pain ordinaire. Trois jours après la malade en mangea une petite tranche avec quelques bouchées de beefsteak saignant. Le tout fut parfaitement digéré, et, à dater de ce jour, il n'y eut plus de vomissements. Dès lors la convalescence marcha rapidement. L'appétit devint insatiable, et la jeune malade dut faire jusqu'à cinq repas par jour, si bien qu'elle en arriva à manger plus d'une livre de pain à l'eau de mer, par jour. Les forces revinrent à vue d'œil; il s'y ajouta même un peu d'embonpoint, et moins de trois semaines après le jour où elle avait commencé ce nouveau régime, notre convalescente nous parut tout à fait en état de suivre une de ses tantes qui allait passer quinze jours aux Eaux-Bonnes.

A son retour à Arcachon cette enfant fut remise au régime du pain à l'eau de mer, en vue de fortifier sa constitution et de la préserver du retour de ces bronchites capillaires qui, deux fois au moins, avaient mis sa vie en danger. Elle n'y montra aucune répugnance, et ce régime fut continué pendant une grande partie de l'hiver. Le double but qu'on s'était proposé a, d'ailleurs, été parfaitement atteint. Car je l'ai revue, il y a environ quatre mois, et j'ai eu grand'peine à la reconnaître, tant elle avait grandi et s'était développée, tant toute sa constitution s'était améliorée.

Ce fait, que je choisis entre beaucoup d'autres tirés tant de ma pratique que de celle de quelques-uns de mes confrères, suffira, je pense, pour démontrer à quel point le pain à l'eau de mer peut être utile dans la convalescence des maladies aiguës, pour en hâter la marche presque toujours si lente, et prévenir les recrudescences parfois si faciles de la maladie primitive. Je n'y insisterai donc pas plus longtemps, cependant je ne veux pas quitter ce sujet sans recommander la plus grande prudence, les premiers jours, tant dans l'usage de ce pain que dans celui des autres aliments. On se trouve toujours bien de petits repas fréquemment répétés même la nuit, s'il est besoin, et toujours insuffisants pour satisfaire pleinement l'appétit.

Mais ici se pose une question des plus importantes, celle de savoir si c'est bien à l'action du pain à l'eau de mer que cette enfant a dû le changement rapide qui s'est opéré en elle, et subsidiairement quelle a été la nature de cette action. Le fait de l'influence décisive exercée par le nouveau pain est évident. Depuis plusieurs jours, tous les aliments pris par la malade, même en très-petite quantité, étaient vomis, au moins en partie, peu de temps après le repas. La morphine, la valériane avaient été inutiles, sinon nuisibles; le quinquina était pris depuis plusieurs jours sans avoir rien empêché. Le pain à l'eau de mer fut mieux supporté, déjà le premier jour et, dès le troisième, les vomissements cessèrent pour ne plus revenir. Il est impossible, il me semble, de voir là autre chose qu'une relation de cause à effet absolument incontestable. Et si l'on se demande pourquoi l'autre pain, contenant plus de sel, n'a pas agi de même, je répondrai que je n'y vois pas d'autre motif que la différence qui existe entre le sel du commerce et le composé minéral, *plus vivant*, que contient l'eau de mer, différence dont ce fait même est une nouvelle preuve.

D'un autre côté, il est certain que, chez notre malade, l'estomac devait participer à cet éréthisme nerveux général que j'ai signalé, si même ce viscère n'en était pas le point de départ le plus important. Or, je n'apprendrai rien à personne si j'ajoute que l'éréthisme nerveux de l'estomac se traduit, le plus ordinairement, par un trouble plus ou moins prononcé de la sécrétion du suc gastrique, sans lequel on sait que toute digestion est impossible. Le pain à l'eau de mer a donc porté tout d'abord son influence sur cette sécrétion qu'il a régularisée et rendue plus normale et plus active, ainsi que je l'ai déjà démontré. Les aliments ont pu alors être digérés, et les vomissements ont cessé comme par enchantement.

Mais son action ne s'est pas bornée là. Pendant cette grave maladie et par suite de l'abstinence presque complète d'aliments, qui en avait été la conséquence nécessaire, le sang s'était dépouillé peu à peu d'une portion notable de ses éléments solides, parmi lesquels on a vu que les chlorures alcalins jouent un rôle essentiel. Le sel marin et les autres sels contenus dans l'eau de mer ont donc été portés dans le sang en même temps que les produits de la digestion et ont contribué autant qu'eux à sa reconstitution. Puis, comme tout se tient et s'enchaîne dans ce merveilleux mécanisme qu'on appelle le corps humain, le sang apportant à tous les organes et jusque dans les dernières ramifications du système capillaire, un stimulant nouveau, et tous les jours plus vivant, toutes les fonctions vitales sont sorties, à la fois, de leur langueur et ont repris, en quelques jours, leur activité normale. De là le retour des forces et la cessation de cet éréthisme nerveux, désordonné, qui n'avait d'autre origine ni d'autre raison d'être que l'appauvrissement du sang. Ceci m'amène tout naturellement à rechercher jusqu'à quel point le pain à l'eau de mer peut être utile dans les *névroses* ou plutôt dans cette disposition morbide de l'organisme, qu'on désigne généralement sous le nom *d'état névropathique*.

§ III

Du pain à l'eau de mer dans le traitement de l'état névropathique et des névroses.

Qu'est-ce que l'état névropathique, et surtout quel en est le point de départ? Il est indispensable de résoudre ces deux questions avant de songer à instituer un traitement rationnel de ces maladies si nombreuses qu'on appelle des *névroses*, et qui, dans notre société instable et tourmentée, tendent à le devenir tous les jours davantage. Mais cette étude exigerait, pour être complète, un ou plusieurs volumes, et je n'ai que quelques pages à lui donner.

Je me bornerai donc à poser quelques principes dont toutes mes études antérieures m'ont démontré la parfaite légitimité ; et si quelques-uns de mes lecteurs sont curieux d'en avoir une démonstration rigoureuse, je les renverrai à mes précédents écrits sur les maladies mentales, et au *Traité de Thérapeutique et de matière médicale* de MM. Trousseau et Pidoux [1]. Et d'abord, je ne saurais mieux faire que de mettre sous leurs yeux le passage suivant, que j'emprunte à ce traité :

« Il n'est peut-être pas en physiologie, en pathologie générale, en médecine pratique, de fait plus grand et plus fécond que celui qu'on trouve exprimé en plusieurs endroits des œuvres d'Hippocrate, et sur lequel ce grand homme revient avec une complaisance qui prouve combien il en mesurait l'étendue et la profondeur. Quelle portée dans cette observation : *Sanguis moderator nervorum!*..... »

---

[1] Chapitres de la médication *tonique* en général, de la médication *antispasmodique* et de la médication *tonique névrosthénique*.

« N'est-ce pas quelque chose de bien digne de la méditation des physiologistes et de l'attention des praticiens, que cet antagonisme perpétuel entre le sang et les nerfs, entre la prédominance de la force d'assimilation et la prédominance des phénomènes nerveux, antagonisme d'où il résulte que plus le système sanguin, plus la force plastique ont de développement et d'activité, plus le système nerveux et les actes qui en émanent sont fixes, silencieux, réguliers, coordonnés; que, réciproquement, plus le système nutritif et les phénomènes végétatifs sont pauvres et languissants, plus la quantité de sang est diminuée, plus ce liquide est dépouillé de ses parties organisables, et plus aussi les phénomènes nerveux sont mobiles, exaltés, irréguliers? Mais dans le premier état, ce silence des phénomènes nerveux n'est pas faiblesse et impuissance; car dans l'organisme, *la force et la puissance naissent de l'harmonie*. Dans le second de ces états, l'exaltation et la mobilité ne sont rien moins que le signe de la force et de la puissance; car, dans l'organisme surtout, *la faiblesse et l'impuissance naissent du désordre et du défaut d'harmonie.* » (Tome Ier, page 88).

Ici quelques mots d'explication sont nécessaires. Tout le monde sait que le système nerveux ganglionnaire ou du grand sympathique, a des attributions spéciales et tout à fait distinctes de celles du système nerveux cérébro-spinal ou de la vie de relation. C'est lui qui est chargé de présider à toutes les fonctions vitales et de les coordonner entre elles, en fournissant à chacun de leurs organes le degré de sensibilité nécessaire pour les mettre en rapport avec leurs stimulus naturels. Son action doit donc, de toute nécessité, être continue et ne peut s'arrêter un instant sans que la vie soit aussitôt compromise. Il faut de plus qu'elle s'accomplisse sous l'empire de lois fixes, permanentes, et reste en dehors de la volonté et de toute influence cérébrale. Enfin, c'est encore le système nerveux ganglionnaire qui, par l'intermédiaire des nombreux filets nerveux par lesquels il communique avec le centre cérébro-spinal, avertit l'homme de ses besoins, et développe en lui les instincts impérieux et irrésistibles qui le portent à accomplir les actes nécessaires au renouvellement et à l'entretien de ses organes et à la conservation de l'individu et de l'espèce.

Mais pour pouvoir rester sans déviation dans son rôle physiologique, le système nerveux ganglionnaire a besoin de trouver dans le sang toutes les conditions de composition, de proportionnalité et d'énergie vitale qui en font son stimulus naturel. Que sous une inflence quelconque cette composition s'altère, qu'une partie des éléments du sang augmente ou diminue dans une proportion notable, et aussitôt on voit se produire les accidents nerveux les plus variés et les plus graves.

Pléthore. — Un homme est doué en même temps que d'un tempérament sanguin, d'un appétit et d'une capacité digestive considérables, et en est arrivé peu à peu à n'avoir guère d'autre Dieu que son ventre. Il s'abandonne donc tous les jours à sa gloutonnerie, mange pour le plaisir de manger et fait beaucoup plus de sang qu'il n'en dépense. S'il mène en même temps une vie molle et inactive, s'il fait peu d'exercice, cet homme ne tarde pas à devenir aussi lourd et paresseux d'esprit que de corps. Ses facultés intellectuelles s'engourdissent. Il s'endort aussitôt qu'il a mangé et son sommeil agité par des rêves accablants, le fatigue plus qu'il ne le repose. Son système nerveux semble comme stupéfié et frappé d'impuissance. Puis viennent des éblouissements et des vertiges, des bouffées de chaleur à la face, des bourdonnements dans les oreilles, un sentiment habituel de constriction aux tempes, de la lourdeur de tête, etc. Tous les signes enfin d'une congestion générale, qui peut se localiser subitement dans un organe important et amener la mort.

Anémie accidentelle. — Mettez à côté de cet homme, une femme dont les règles sont trop abondantes ou reviennent trop souvent, et dont le régime est insuffisant pour réparer promptement les pertes subies par la masse du sang. Ce liquide s'appauvrit donc peu à peu, et en même temps surviennent les troubles nerveux si variés qu'on désigne sous les noms de vapeurs, maux de nerfs, spasmes, etc. Ceux-ci s'accompagnent bientôt d'un désordre plus ou moins prononcé de la digestion, qui lui-même est suivi d'une diminution équivalente de la puissance assimilatrice. Les ménorrhagies en sont rendues plus faciles et plus abondantes, et, de causes en effets se reproduisant les uns par les autres et devenant plus actifs par leur accumulation, la faiblesse, le désordre des fonctions et l'éréthisme nerveux prennent des proportions tous les jours plus alarmantes.

Il est vrai de dire cependant que ce n'est pas là une véritable maladie. Il n'est permis d'y voir qu'une déviation accidentelle de l'ordre physiologique. Cette déviation ne pourrait pas augmenter beaucoup, il est vrai, sans amener un danger réel ; mais il est facile encore d'en arrêter les progrès, et de faire cesser tout ce désordre.

Il suffit pour cela de mettre un terme à l'antagonisme qui s'est établi entre le sang et les nerfs, en saignant fortement le premier de nos malades, et en faisant suivre à la seconde un régime largement réparateur, après avoir régularisé sa menstruation. Mais les choses sont loin de se passer toujours aussi simplement, et fort souvent on a grand'peine à remonter au point de départ organique des phénomènes nerveux qui se présentent à notre observation.

Chlorose. — Voici, en effet, une jeune malade qui réunit en elle tous les symptômes caractéristiques de l'état nerveux, palpitations de cœur, essoufflement, oppression, se réveillant sous l'influence de la plus légère émotion ou d'un peu d'exercice; sentiment continuel de fatigue, allié à une sorte d'aversion pour le mouvement ; névralgies les plus variées, souvent intolérables, très-irrégulières dans leur intensité, leur durée, leurs retours, leur siége; dyspepsie avec ou sans gastralgie, celle-ci exaspérée par les acides ; appétits dépravés, parfois vomissements spasmodiques;

tristesse, mélancolie habituelle, frayeurs subites que rien ne justifie, propension à la solitude, larmes involontaires et sans cause, etc., etc.

En même temps, les règles sont irrégulières, douloureuses, peu ou parfois trop abondantes, donnent un sang aqueux, presque sans couleur et sont suivies souvent de flueurs blanches; la peau est sèche, chaude, décolorée, ou légèrement jaunâtre, le visage bouffi et très-pâle, les yeux ternes, les paupières livides et infiltrées surtout le matin, les lèvres pâles, les gencives décolorées, les chairs flasques, les extrémités inférieures œdématiées; le pouls est petit, faible, plus fréquent que dans l'état de santé, l'impulsion du cœur tantôt plus forte, tantôt plus faible; enfin il existe des bruits de souffle, très-variables d'intensité, dans le cœur et dans les gros vaisseaux artériels et notamment dans les carotides, et jusque dans les veines du cou, etc.

Le diagnostic de cette maladie redoutable ne saurait être douteux un seul instant. Cette jeune fille est *chlorotique*. Elle a ce qu'on appelle vulgairement les *pâles couleurs*, et ce que l'école chimique moderne semble vouloir désigner sous le nom bizarre d'*aglobulie*. Mais tous ces mots ne nous apprennent pas grand'chose sur la nature de la maladie. Ce que je vois de plus clair dans tout cela, c'est que l'équilibre entre le sang et les nerfs n'existe plus, et que les derniers en sont arrivés à prendre une prédominance extrême. Mais, ce que je ne vois pas bien, comme dans l'exemple qui précède, c'est comment s'est opéré ce changement si complet et quels en ont été les agents. Il n'y a pas eu chez notre jeune malade de pertes de sang considérables. Ses règles sont difficiles, peu abondantes, et parfois ne viennent pas du tout. D'où donc est venu cet appauvrissement du sang porté jusqu'aux limites les plus extrêmes qu'il puisse atteindre sans que la mort en soit la suite inévitable? Cela est très-obscur et beaucoup plus embarrassant.

Cependant je dois rappeler qu'un grand fait

physiologique s'est produit chez cette enfant, et, par suite de circonstances qui nous échappent le plus souvent, ce fait a trouvé dans son organisation de sérieux obstacles à son accomplissement régulier. L'âge de la puberté est arrivé, et l'appareil de la reproduction, qui était resté inerte pendant quatorze ou quinze ans, s'est réveillé peu à peu et est sorti de sa longue torpeur. Il a donc appelé à lui aussitôt une portion de l'activité vitale qui s'était répartie jusque-là sur les appareils organiques de la digestion, de l'absorption, de la respiration, de la circulation et des sécrétions. Chez le plus grand nombre des femmes, ce départ des forces vitales et de l'influx nerveux à l'appareil de la reproduction, qui va dominer désormais tous les autres, se fait avec facilité, et elles ne s'aperçoivent guère du changement merveilleux qui s'opère en elles que par l'expansion plus grande de la vie et de la santé qui la suit.

Il en est d'autres, et cette jeune fille est de ce nombre, qui sont moins heureuses et chez lesquelles l'établissement des fonctions utérines entraîne avec lui les plus graves perturbations. Les règles ne viennent que difficilement et à des époques tout à fait irrégulières. Elles sont douloureuses, ne donnent que peu de sang et jettent ces pauvres femmes dans un état de surexcitation nerveuse intolérable, qui les rend plus tristes, leur inspire les idées les plus sinistres, et peut aller jusqu'à la syncope. Il semblerait le plus souvent que toute l'énergie vitale se concentre sur la nouvelle fonction, et abandonne toutes les autres. Aussi celles-ci languissent et tombent à la longue, comme dans une sorte d'inertie. Celles de l'appareil digestif sont presque toujours les premières et les plus profondément atteintes. L'appétit diminue graduellement et ne tarde pas à être remplacé tantôt par un dégoût insurmontable, tantôt par un besoin irrésistible d'aliments excitants qui font plus souvent du mal que du bien. Il existe même parfois une telle dépravation du goût, que les malades mangent avec avidité des substances inertes, du plâtre, du charbon, etc. Il s'y ajoute le plus souvent de la dyspepsie, de la gastralgie, et autres troubles de la digestion. Aussi le sang n'est plus réparé, et le corps s'alimente aux dépens de sa propre substance comme lorsqu'on est soumis à une diète rigoureuse. D'où l'amaigrissement, la faiblesse, la paresse musculaire et un appauvrissement graduel du sang, qui perd sa plasticité, se dépouille de ses globules et de ses éléments les plus vivifiants. D'où encore cette conséquence désastreuse que le mouvement de composition et de décomposition organique, que les opérations de la chimie vivante, sont comme suspendus au moment où ils seraient le plus nécessaires, et qu'enfin le système nerveux ganglionnaire, privé de son stimulus physiologique, tombe dans l'éréthisme et dépense son activité en sensations et en mouvements involontaires, inutiles et sans but, et entraîne, au moins en partie, le système cérébro-spinal dans son action désordonnée et douloureuse.

Ce qui nous embarrassait tout à l'heure commence, il me semble, à s'éclaircir. Cependant je crois qu'on aurait tort de conclure de tout ce qui précède, à l'exemple de quelques chimistes ([1]), que l'anémie produite par une ou plusieurs pertes de sang accidentelles, ne diffère en rien de celle des jeunes filles chlorotiques. Car il y a de plus chez ces dernières une maladie, ou, si l'on veut, un état particulier et anormal de l'organisme, dont le mode d'action est peu connu, mais dont nous constatons tous les jours les effets, et qui n'existe pas chez les autres. C'est à cet état particulier de l'organisme qu'il faut rapporter les premiers désordres de la digestion, de l'hématose et des autres fonctions vitales,

---

([1]) « On a voulu établir des différences entre ces deux états morbides *(l'anémie et la chlorose)*, qui n'en font réellement qu'un seul. L'anémie résulterait de la perte d'une certaine quantité de sang par hémorrhagie; la chlorose, d'une diminution des globules sans perte de liquide sanguin. Mais ces distinctions semblent subtiles. En effet, chez un sujet qui a perdu une certaine quantité de sang par une hémorrhagie quelconque, l'absorption devient plus rapide, comme après une saignée, d'après les expériences de Magendie, et les vaisseaux contiennent bientôt la même

désordres qui sont devenus ensuite la cause de l'anémie et enfin de l'éréthisme nerveux dont on connaît maintenant les tristes conséquences. Tout cela ressortira plus clairement de ce qui me reste à dire du traitement à opposer à ces maladies, et de la part importante qui doit être faite au pain à l'eau de mer dans ce traitement.

De l'hystérie. — Mais auparavant je dois m'arrêter un instant sur une autre maladie nerveuse plus fréquente encore chez les femmes, et rechercher jusqu'à quel point il est possible d'en rapporter la cause efficiente aux mêmes désordres de l'hématose et de la nutrition; je veux parler de l'*hystérie*. Tout le monde connaît l'hystérie, et je ne prétends pas en faire ici une description

---

quantité de liquide qu'auparavant, avec cette différence qu'ils renferment moins d'hématies. Il en est de même dans l'anémie carbonique; il n'y a pas eu perte de sang, mais ce liquide a perdu un certain nombre de globules qui ont été détruits par l'oxyde de carbone. Enfin, chez les femmes et chez les jeunes filles chlorotiques, l'analyse a démontré une diminution des mêmes globules. On voit donc qu'entre l'anémie et la chlorose il n'y a pas de distinctions fondamentales. » (Dr Rabuteau, *loc. cit.*, p. 72.)

détaillée. Je rappellerai seulement quelques faits saillants de son histoire, qui me sont nécessaires pour résoudre cette question. On ne conteste plus guère aujourd'hui que l'hystérie ne soit une maladie propre à la femme, et qu'elle ait l'utérus pour point de départ exclusif. Mais on n'est pas tout à fait d'accord sur l'étendue à donner au mot *hystérie*. Quelques-uns se demandent encore s'il doit comprendre, en même temps que les attaques convulsives qui mettent en jeu tout le système musculaire, les spasmes essentiels qui ont, comme elles, leur origine dans un trouble des organes de la reproduction et qui sont si variés et si fréquents, que je ne sais pas s'il existe une femme qui en ait été toujours exempte [1]!

Pour moi, la question ne saurait être douteuse, et je regarde comme essentiellement hystériques toutes les femmes qui se trouvent dans ce der-

---

[1] « Fæminarum enim paucissimæ ab omni, horum affectuum specie, prorsus liberæ sunt, si istas excipias quæ, laboribus assuetæ, duram vitam tolerant. » (Sydenham *Opera medica*, t. I.)

nier cas. Je crois aussi, contrairement à l'opinion générale, qu'il y a dans cette maladie deux degrés bien distincts, et je suis heureux de me trouver d'accord, sur ce point, avec Dubois (d'Amiens) (¹) et avec MM. Trousseau et Pidoux (²). Mais cette division en deux degrés indiquant seulement, pour M. Dubois surtout, des différences dans l'intensité des symptômes de la maladie, excellente pour l'étude, vaut beaucoup moins pour la pratique. J'aimerais mieux, à ce dernier point de vue, ranger tous les cas d'hystérie sous deux formes tout aussi distinctes, peut-être plus réelles, et que je désignerai avec MM. Trousseau et Pidoux, sous les noms d'*hystérie convulsive* et d'*hystérie vaporeuse* ou *spasmodique*.

Il est rare, en effet, de trouver ces deux formes confondues chez une même malade. Tout

---

(¹) *Histoire philosophique de l'hypochondrie et de l'hystérie*, par F. Dubois (d'Amiens). Paris, 1837, un volume in-8°.

(²) *Traité de thérapeutique et de matière médicale. — Passim.*

prouve, d'un autre côté, que les conditions organiques qui leur sont propres, sont tout à fait opposées. Ainsi, les observateurs de tous les temps ont connu et décrit l'hystérie convulsive et intermittente, et s'accordent à dire qu'elle attaque de préférence les femmes robustes, pléthoriques, à menstruation irrégulière, vivant dans l'oisiveté et ayant, en même temps, un régime fortement excitant. Toutes circonstances qui supposent un sang riche en globules et en éléments albuminoïdes, et tendent à augmenter encore cette richesse (1).

Mais il est, au contraire, des femmes d'un tempérament nerveux et d'une constitution délicate,

---

(1) « Fœminæ quibus hæc species, quæ uteri strangulatus vulgo audit, familior est, temperamento sunt ut plurimùm plusquàm solet sanguineo et habitu corporis ad viragines accedente. » (Sydenham, *loc. cit.*, t. I.)

« Les autres, avec Forestus, l'attribuent à l'usage exclusif d'aliments copieux et très-excitants : *In otio viventes, cum ventri irritamentis, vino nempè generoso fruentes.* Loin de trouver le point de départ dans des pertes immodérées, ils veulent des femmes pléthoriques. « L'hystérie » affecte, dit Cullen, les femmes extraordinairement sanqui sont abondamment et souvent trop réglées, qui, de plus, sont affaiblies soit par un régime insuffisant, soit par de longs jeûnes ou des veilles trop prolongées, soit par toute autre cause, chez lesquelles la passion hystérique se fixe sur le système nerveux ganglionnaire, et borne son action aux troubles des fonctions vitales que j'ai signalées plus haut chez les jeunes filles chlorotiques. Aussi, est-il permis de dire que l'hystérie vaporeuse est *la chlorose des femmes adultes*, chez lesquelles elle produit les mêmes désordres, en premier lieu, de la digestion, plus tard de l'hématose, et par elle, des autres fonctions de nutrition. D'où, comme je ne saurais trop le répéter, l'appauvrissement du sang, l'anémie toujours croissante, et l'innombrable série des *maux de nerfs, des vapeurs, des spasmes*, se perpétuant les uns par les autres et durant, par-

---

» guines et pléthoriques, celles qui sont d'une constitution
» mâle et fort robuste. » « La véritable hystérie, ajoute Bosquillon, n'a communément lieu que chez les femmes sanguines et robustes. » (F. Dubois (d'Amiens), *loc. cit.*, p. 83.)

fois, à des degrés très-divers, pendant de longues années, et même jusqu'à l'âge critique (¹).

C'est donc encore dans un état anormal du sang, qu'il faut chercher la cause première de tous les désordres nerveux des femmes hystéques. S'il est trop riche, il excite outre mesure l'appareil génital, et cette excitation accumulant peu à peu l'influx nerveux dans tous les organes, aboutit à ces attaques violentes de convulsions, qui secouent énergiquement l'appareil musculaire tout entier, et sont comme autant d'efforts de l'organisme réagissant sur lui-

(¹) « Si l'on demandait maintenant pourquoi, chez les femmes dont la constitution est forte, le système musculaire bien développé, l'hystérie revêt les symptômes convulsifs et épileptiformes; et chez les femmes débiles, grêles, et dont le système de locomotion est sans énergie, pourquoi elle revêt la forme spasmodique, vaporeuse, et ces infinies aberrations dans la sensibilité et le mode de réaction des appareils inférieurs qui constituent l'état nerveux, nous pourrions répondre que la vigueur et l'activité des muscles de relation, dans l'une, appellent, pour ainsi dire, la convulsion; que l'exubérance d'innervation, produite pendant l'attaque, est naturellement épuisée par l'excès d'action de l'appareil le plus puissant; que les mouvements pathologi-

même pour se débarrasser de l'excès de force qui l'opprime. Cela est si vrai que ces attaques convulsives, désirées d'ailleurs presque toujours par les malades, sont de véritables crises qui jugent et terminent l'état d'angoisse extrême qui les précède et sont suivies d'une rémission souvent très-longue et à peu près complète.

Si le sang est au contraire appauvri, s'il n'apporte plus à tous les organes qu'un stimulus insuffisant, toutes les fonctions languissent et ne tardent pas à tomber dans une sorte d'inertie. L'attaque d'hystérie change alors complètement

ques y sont déterminés par l'habitude des mouvements physiologiques, etc., etc., tandis que, chez l'autre, les phénomènes hystériques, rencontrant un organisme trop délicat, ne vont pas, si l'on peut parler de la sorte, jusqu'à pouvoir réagir sur les centres nerveux de la vie animale; et, au lieu de s'accomplir définitivement et de se juger, comme dans tous les organismes forts, par un développement impétueux de mouvements extérieurs, affectent indifféremment, sans s'épuiser, tout le système nerveux, et y suscitent des troubles qui, pour n'être pas violents et rapides, n'en sont que plus fâcheux et d'une durée plus incalculable et plus désespérante. » (Trousseau et Pidoux, *loc. cit.*, t. I, p. 109).

de nature; l'éréthisme de l'utérus n'a plus le pouvoir de réagir sur les centres nerveux de la vie animale, mais se concentre sur les appareils de la vie organique, au sein desquels on voit alors se développer ces sensations douloureuses, ces mouvements inutiles et sans but, dont j'ai si souvent parlé. L'*aura* et la *boule hystérique* existent, aussi bien que tous les phénomènes précurseurs de l'attaque convulsive; mais celle-ci avorte à peu près constamment, ou se borne à quelques mouvements bizarres, encore volontaires, et provoqués par les sensations douloureuses qui torturent la malade. Il n'y a donc pas de crise qui juge et termine pour un temps la série des accidents nerveux. Aussi, cette forme d'hystérie n'est-elle pas intermittente comme la première. Les troubles nerveux qu'elle provoque sont sujets à des exacerbations plus ou moins fréquentes, mais ne cessent jamais complètement. Ce qui fait que cette maladie est si désespérante; car elle peut durer ainsi bien des années sans compromettre sérieusement la vie.

De l'hypocondrie. — J'ai dit plus haut que l'hystérie est une maladie propre à la femme, et a pour point de départ exclusif une irritation anormale de l'utérus ou un trouble de ses fonctions. Le système nerveux de l'homme est, en effet, moins sensible aux impressions, même violentes, et moins irritable que celui de la femme. La mobilité nerveuse physiologique, si naturelle à celle-ci, lui est à peu près inconnue. Mais est-ce à dire pour cela que l'homme soit exempt des maladies nerveuses qui troublent si profondément la vie de sa compagne? Évidemment, non. Cependant, il est incontestable que certaines de ces maladies, les spasmes essentiels notamment, revêtent chez lui des formes différentes, quoique ayant aussi leur point de départ dans un éréthisme plus ou moins prononcé du système nerveux du grand sympathique. Mais, presque toujours, l'*aura* précurseur des accès émane des plexus qui se distribuent aux organes de la digestion, l'estomac, les intestins, le foie, etc. Les organes génitaux y sont le plus ordinairement étrangers, ou n'y participent que très-secondairement. La maladie prend donc un autre nom, et est désignée par le plus grand nombre des praticiens sous celui d'*hypocondrie.*

Voyons donc ce que c'est que l'hypocondrie, et essayons de remonter jusqu'à ses causes extérieures, s'il y en a, et jusqu'à sa source organique, s'il est possible de la découvrir. Je constate tout d'abord que l'hypocondrie est la maladie de l'homme déjà mûr et chez lequel l'activité et l'énergie vitale commencent à décliner. Tout à fait exceptionnelle, avant l'âge de trente ans, cette maladie est encore assez rare, de trente à quarante ans, et est surtout commune entre quarante et cinquante-cinq ou soixante ans. On sait, d'un autre côté, qu'elle est très-lente à venir, et qu'il est très-difficile de lui trouver, lorsqu'elle est venue, une cause quelconque un peu déterminée. Ce que je vois de plus clair dans tout ce qui en a été dit, tant chez les anciens que chez les modernes, c'est qu'elle doit être le produit de toutes les causes, quelles qu'elles soient, qui ont agi sur l'organisation pendant les premiers âges de la vie, et en ont plus ou moins diminué les forces et troublé l'harmonie.

Il est peu d'hommes, en effet, qui, arrivés à cette période du déclin de la vie, ne soient plus ou moins sujets à certains malaises de nature incertaine, plus incommodes et désagréables que dangereux, à des troubles nerveux souvent très-variés et parfois très-douloureux, dont le siége organique et le mode de production échappent à toutes les recherches, si bien qu'on les appelle presque toujours des *malades imaginaires*. Or, ce sont ces malaises et ces troubles nerveux qui, arrivés à un certain degré, suffisent pour rendre la vie insupportable à ceux qui les éprouvent, et sont désignés le plus généralement sous le nom d'hypocondrie. Mais, pour bien faire comprendre ma pensée, le mieux est, je crois, de revenir un peu en arrière, et de rechercher comment tous ces hommes en sont arrivés là. Peut-être trouverai-je ainsi ce que je cherche.

Tout le monde a été plus ou moins jeune, et

tout le monde sait que la jeunesse n'est pas précisément l'âge de la modération et de la prudence, mais bien celui des instincts et des passions, des entraînements rapides et irréfléchis, des excès dans le bien comme dans le mal, dans le travail comme dans le plaisir. La vie d'ailleurs est si belle, qu'on ne comprend pas qu'elle ait besoin d'être ménagée, et qu'elle puisse jamais finir! Le présent est si complet, l'avenir si plein de promesses! Que peut, contre toutes ces séductions, une expérience qu'on n'a pas encore, et à laquelle on ne veut pas croire? On ferme donc l'oreille à tous les avertissements et on se jette, en riant, dans le gouffre d'où on ne sort plus sans avoir laissé, comme dit le poëte, quelque parcelle de sa jeunesse et de son âme à tous les buissons du chemin. Cela dure quelques années, un peu plus, un peu moins, selon le degré de résistance de chacun, et puis arrive la crise inévitable qui va décider du reste de la vie.

Qu'on me pardonne si j'insiste sur les caractères et les conséquences de cette crise à laquelle bien peu, même parmi les plus sages, échappent complètement, car ces conséquences ont une énorme importance. Ce sont elles, en effet, qu'on peut regarder comme la cause la plus active et le point de départ de presque toutes les maladies chroniques, ces maladies si insignifiantes à l'origine et en apparence, si graves et si cruelles par la suite, et surtout si difficiles à guérir.

Il arrive donc un moment où, pour peu qu'on ait abusé de la vie et *jeté sa gourme*, comme on dit vulgairement, on voit se dérouler la longue série de ces indispositions légères et peu durables, mais qui reviennent fréquemment, et revêtent les formes les plus variées. Celles-ci ne sont pas encore la maladie, et n'ont même pas de nom pour le médecin. C'est la première épine implantée dans la chair ; mais il est à présumer qu'elle n'en sortira plus. Car il est rare qu'on s'arrête sur la pente fatale et qu'on ne méconnaisse pas ce premier indice du danger qui approche et ce dernier avertissement de la nature.

On s'inquiète bien un peu, on va même parfois jusqu'à consulter un médecin; celui-ci ne voyant rien de sérieux, donne quelques conseils insignifiants, qui ne sont pas suivis; car on n'a plus la force de rien changer à ses chères habitudes. Aussi, ces petites indispositions reviennent plus souvent, durent plus longtemps chaque fois, et se transforment à la longue en un malaise général permanent, encore mal défini, mais avec lequel on est bien obligé de compter désormais.

Il faut ordinairement quelques années encore pour en arriver là. Mais l'épine est entrée plus profondément dans la chair, et son action malfaisante s'irradiant peu à peu autour d'elle, a gagné de proche en proche l'organisation tout entière. Ce malaise est surtout caractérisé par un sentiment général de lassitude, très-variable dans son intensité et qui va parfois jusqu'à la prostration. Les malheureux qui en sont atteints souffrent souvent beaucoup, mais ils ne savent trop dire ni comment, ni pourquoi. Ils vont et viennent, vaquent à leurs affaires comme d'habitude; ils recherchent souvent le plaisir avec une sorte de fureur, et comme s'ils avaient besoin d'oublier et de s'étourdir; mais ils n'ont plus, dans tout cela, ni le goût, ni l'entrain, ni l'ardeur d'autrefois. Tout les fatigue ou les ennuie; un rien les irrite ou les accable. Ils se sentent amoindris et surmenés; seulement ils ont peine à se l'avouer à eux-mêmes, et se croient obligés de le cacher aux autres. De là des retours subits d'énergie et de vigueur, soit pour le travail, soit pour le plaisir, qui dépassent le but, ne durent guère, et les laissent plus affaissés et plus misérables chaque jour.

Évidemment l'équilibre entre les fonctions n'existe plus. Sous l'action de toutes ces causes débilitantes, le sang s'est appauvri, et perd tous les jours un peu de son influence modératrice sur les manifestations nerveuses. Aussi, cet état se caractérisant de plus en plus, les nerfs ne vont pas tarder à prédominer dans tous les actes vitaux. Il en résulte bientôt une véritable atonie et comme une sorte d'affaissement général des fonctions les plus essentielles à la vie se compliquant, dans tous les organes, de sensations et de mouvements insolites et souvent douloureux. L'appétit diminue et parfois se perd tout à fait; la digestion se fait plus lentement, et devient difficile et plus ou moins laborieuse. Elle provoque chez les uns, des crampes d'estomac, des douleurs névralgiques se propageant dans les flancs, dans le foie, jusqu'à l'épaule; chez les autres, des éructations gazeuses avec ballonnement du ventre, des régurgitations acides ou insipides, des bouffées de chaleur au visage, etc.; la nuit elle trouble le sommeil qui s'accompagne alors de rêves effrayants et fatigue plus qu'il ne repose.

Tout cela attriste et rend la vie presque intolérable. On devient morose, irritable, difficile à vivre. Quelques-uns ne veulent pas s'avouer encore qu'ils sont déjà sérieusement malades; mais ils s'inquiètent cependant et comprennent fort bien qu'ils sont sous l'imminence de toutes les maladies. Le plus grand nombre s'exagèrent au contraire la gravité de cet état, et se laissent aller aux pressentiments les plus sinistres. Ils se voient déjà atteints des affections les plus graves, et toutes plus ou moins promptement mortelles. La gastralgie se transforme pour eux en gastrite et en cancer de l'estomac. S'ils ont, comme cela arrive souvent, quelques palpitations, c'est un signe certain d'anévrisme; un peu de toux suivie d'essoufflement devient la phthisie pulmonaire, etc., etc. Si pour leur malheur quelques livres de médecine tombent entre leurs mains, cette lecture les éclaire, disent-ils, autant qu'elle les fascine et les épouvante. Ils se reconnaissent régulièrement tous les symptômes des maladies dont ils lisent les descriptions, et ne s'aperçoivent point qu'ils font ainsi les amalgames les plus absurdes et les plus impossibles.

Toutes ces préoccupations, toutes ces inquiétudes réagissent violemment sur le système nerveux et en augmentent l'éréthisme et les manifestations désordonnées. Les autres fonctions qui n'étaient jusque-là que languissantes, se troublent à leur tour, à des degrès très-variables d'un individu à un autre, et suivant les prédispositions natives de chacun ; mais ces degrés sont constamment progressifs. On maigrit, on se sent tous les jours plus faible et plus incapable, et on s'en effraye davantage. Alors il arrive presque toujours, que, pour ramener les forces perdues, on a recours, si l'habitude n'en est pas déjà prise, à toutes sortes de drogues plus ou moins malfaisantes, et surtout, aux boissons excitantes ; à ces liqueurs fatales, l'absinthe, le vermouth, le bitter, *e tutti quanti*, véritables poisons lents, mais sûrs, qui aggravent les accidents et précipitent la catastrophe inévitable, si on ne se décide enfin à rompre absolument avec toutes les habitudes malsaines et à demander sérieusement à la médecine les moyens d'enrayer, s'il en est encore temps, les progrès de ce dépérissement général des forces et de la vie.

Voilà bien l'hypocondrie, au moins dans ses

principaux traits, avec sa marche extrêmement lente et insidieuse, envahissant à la longue la constitution tout entière dont elle trouble plus ou moins toutes les fonctions, et aboutissant, après des années, à l'état névrophatique le plus compliqué, on pourrait presque dire le plus effrayant. Car il est de ces malheureux qui résument en eux toutes les névroses possibles, et chez lesquels il n'est pas d'organe qui n'apporte avec lui sa souffrance, aggravée de toute la puissance d'une imagination exaltée et sans frein, et pouvant aller jusqu'à la folie. Ce que j'ai dit de cette maladie, doit suffire pour en montrer nettement l'origine et en faire toucher du doigt, pour ainsi dire, le mode de développement. C'est, il est facile de le voir, la maladie chronique par excellence. Elle met vingt ans et plus à se former, et elle devient infailliblement le point de départ de presque toutes les autres. Car personne ne me démentira si j'ajoute que l'organisme ainsi transformé est admirablement préparé au développement de ces dispositions morbides spéciales, héréditaires ou acquises que chacun porte plus ou moins en lui-même et qu'on nomme des *diathèses*, telles que les diathèses goutteuse, rhumatismale, dartreuse, cancéreuse, etc., etc.

Que s'est-il passé, en effet, chez tous ces hommes, sous l'influence des écarts de régime, des excès et des abus de toutes sortes, dont j'ai suivi pas à pas les effets désastreux? Il est arrivé ce que j'ai déjà constaté chez les jeunes filles chlorotiques et chez les femmes hystériques, que leur sang s'est appauvri beaucoup plus lentement peut-être, mais d'une façon tout aussi sûre, et que cet appauvrissement a eu ses conséquences inévitables et fatales, l'atonie des fonctions vitales et l'éréthisme du système nerveux (1). Il existe donc la plus grand analogie,

(1) « Lorsque le système nerveux ne peut plus puiser dans un sang suffisamment réparateur, les éléments de l'innervation qu'il perd incessamment, par tous les actes animaux, il tombe dans l'*éréthisme*, et alors il n'est plus en rapport avec ses stimulants physiologiques, qui sont, sans exception, toutes les causes internes ou externes qui

entre les conditions organiques qui donnent naissance à la chlorose et à l'hystérie chez les femmes, et celles qui produisent l'hypocondrie chez l'homme. Aussi suis-je de l'avis de ceux qui considèrent l'hypocondrie comme étant l'hystérie de l'homme, et réciproquement l'hystérie comme étant l'hypocondrie de la femme. Ces deux maladies ont un même point de départ dans une altération de la composition normale du sang. Si elles diffèrent dans quelques-uns de leurs symptômes, cela tient à des différences très-réelles d'organisation, et surtout à cette circonstance constatée par tous les observateurs, que la maladie du sang agit plus spécialement sur l'appareil génital, chez la femme, et, sur

---

agissent sur l'homme. De là, des désordres incalculables dans l'innervation. Aucune impression n'est sentie comme elle devrait l'être; aucun mouvement, aucune réaction ne s'accomplit régulièrement, fructueusement. Nul acte de sentiment ou de mouvement ne remplit son but physiologique. De là, les spasmes; car nous avons défini ces phénomènes pathologiques, des sensations et des mouvements involontaires, inutiles, sans but. » (Trousseau et Pidoux, *loc. cit.*, p. 114).

l'appareil digestif et ses annexes, chez l'homme. Cela est si vrai que l'hypocondrie n'a été observée, chez la femme, qu'après l'âge critique, c'est-à-dire, lorsqu'elle a cessé d'être vraiment femme ([1]).

Est-il besoin d'ajouter que je prends le mot *hypocondrie* dans son sens le plus large, et que je l'applique aussi bien au malade qui est constamment préoccupé de sa santé, qui lit des livres de médecine, se croit atteint tour à tour ou en même temps, de toutes les maladies, consulte tous les médecins sans en écouter

---

([1]) « Pour que l'hystérie développe l'appareil complexe de ses symptômes, il faut que la vitalité des organes qui en sont le siége soit viciée. Or, cette vitalité spéciale dans la femme, est surajoutée pour ainsi dire à son organisme; ses phénomènes commencent plus tard et finissent plus tôt que ceux de la vie générale. L'hystérie doit donc être rapportée au système utérin. Aussi, lorsque ce *système est devenu nul dans l'économie de la femme, elle n'est plus apte à devenir hystérique, et se rapprochant de la nature de l'homme, elle participe davantage à ses maladies, elle peut devenir hypocondriaque.* »

« Dans le dernier cas, on remarque que celles qui sont restées filles y sont plus exposées; et cela se conçoit assez :

aucun, et finit par se droguer lui-même, qu'à celui qui n'en est pas encore arrivé jusque-là et n'y arrivera peut-être jamais, quoiqu'il ait les mêmes souffrances, les mêmes spasmes et tout aussi intolérables, la même vie douloureuse et misérable. Il n'y a, en réalité, entre les deux, qu'une différence de degré, et peut-être de tempérament ou de résistance vitale. La maladie est la même, ses causes organiques ou extérieures ont été les mêmes, et, pour tout médecin intelligent, le traitement à lui opposer devra être encore le même.

Traitement de l'état névropathique. — Mais ce

---

dans l'isolement du célibat, elles concentrent naturellement sur elles seules toutes leurs pensées et toutes leurs affections. » (Dubois (d'Amiens), *loc. cit.*, p. 63 et 64).

M. Dubois rappelle, à la page suivante, que, d'après Cullen, l'état qui prédispose à l'hypocondrie est amené par l'âge, et arrive *plus tôt* ou *plus tard*, selon les tempéraments; ce qui lui inspire cette observation que M. Dubois qualifie *belle et philosophique* : « Le tempérament sanguin » retient plus longtemps le caractère de la jeunesse, tandis » que le tempérament mélancolique amène de *meilleure* » *heure*, les manières de la vieillesse. » (*Médecine pratique*, § 1229).

traitement quel sera-t-il, et que nous dit, sur cette question délicate, la science contemporaine? Il y a quelques quarante ans, la question était des plus simples et n'exigeait pas une longue délibération. L'estomac était évidemment le siége de tout le mal, et ce mal n'était autre qu'une irritation locale, s'irradiant, par les nerfs, à tous les autres viscères, une gastrite chronique avec tout son cortége de sensations exagérées et douloureuses, de mouvements désordonnés, de perversions sympathiques des fonctions de la vie organique. Il en était toujours et nécessairement ainsi, qu'on eût affaire à un hypocondriaque, à une jeune fille chlorotique ou à une femme hystérique. C'était là un dogme indiscutable, le pilier le plus solide de la doctrine; ignorant ou aveugle était celui qui ne le voyait pas!

Le traitement à opposer à ce mal était dès lors des plus simples. Des sangsues en nombre très-variable, selon l'intensité des symptômes ou la force des sujets, étaient appliquées, tous les trois ou quatre jours, parfois tous les jours, soit à l'anus, soit sur la région de l'estomac; puis on entretenait plus ou moins longtemps l'écoulement du sang à l'aide de cataplasmes émollients. Quelquefois, lorsque le malade était très-vigoureux, on commençait par une ou deux saignées du bras. Ensuite venaient les tisanes rafraîchissantes, gommeuses, mucilagineuses ou légèrement acidulées, et comme régime, les bouillies, les panades, le lait coupé à l'eau d'orge; plus tard, les œufs, s'ils n'étaient pas trop irritants, le blanc de poulet, mesuré avec une sage modération, les légumes herbacés, etc., etc. Le café, le thé, le vin, toutes les boissons alcooliques, étaient rigoureusement proscrites. Les viandes noires et autres aliments toniques n'étaient permis, et seulement en quantité presque infinitésimale, qu'après plusieurs semaines et souvent plusieurs mois de ce régime. Tant il est vrai que l'esprit de système aveugle les hommes les plus intelligents, et les entraîne jusqu'aux conséquences les plus absurdes!

Je vous laisse à penser ce que tout cela devait

produire, et je n'y insisterai pas ([1]). Je crois avoir suffisamment démontré que l'état névropathique, qui joue un si grand rôle, tant dans la convalescence des maladies aiguës que dans l'anémie, la chlorose, l'hystérie ou l'hypocondrie, a toujours pour point de départ, non une irritation inflammatoire ou subinflammatoire des appareils organiques, comme le croyait Broussais, mais une perversion de la digestion et de l'hématose ou sanguification, suivie bientôt d'un appauvrissement du sang et de l'atonie de

([1]) Comme tous les systèmes exclusifs, la doctrine physiologique, après avoir régné despotiquement pendant quelques années, s'est éteinte plus vite encore qu'elle n'était venue, et Broussais, son illustre fondateur, le génie médical le plus vaste et peut-être le plus complet qui ait existé depuis Hippocrate, a eu la douleur, avant de mourir, de la voir tomber pièce à pièce sous les coups de ses adversaires. Honneur à lui, cependant, car il a été un initiateur, et le promoteur le plus puissant du mouvement scientifique contemporain; et nous tous, tant que nous sommes, depuis le plus obscur jusqu'au plus illustre, nous sommes les fils plus ou moins légitimes de son intelligence et de son génie. Car il nous a appris à chercher la vérité, non dans de vaines abstractions, mais dans l'observation de la nature.

toutes les fonctions de nutrition. La première et la plus importante des indications à remplir dans le traitement curatif de ces diverses maladies est donc absolument contraire à celle qui était en honneur, au temps de Broussais. Au lieu d'ôter du sang ou de l'appauvrir par une diète intempestive, il faut s'appliquer à le régénérer, à lui rendre les globules qui lui manquent, à rétablir ses éléments essentiels dans leurs proportions normales, le reconstituer, en un mot, afin qu'il puisse reprendre, sur toutes les fonctions vitales, l'empire qu'il a perdu.

Du fer et des autres toniques. — Mais comment est-il possible de régénérer le sang, et quels sont les agents de cette régénération que la science met à notre disposition? Ces agents sont nombreux, et si l'on veut bien s'en rapporter à tous les traités de Thérapeutique ou de matière médicale, on n'aurait vraiment que l'embarras du choix. Ce sont les toniques, et, à leur tête, le fer et ses innombrables préparations, la pepsine, le quinquina, les amers, etc.; les aliments azotés et fortement substantiels, le vin, le café, etc.; les douches et les bains froids, les bains de mer, les exercices gymnastiques, la marche, etc., etc. Tout cela est fort bon et pourrait être, en effet, très-utile; seulement il y faudrait une condition qui manque à peu près toujours, c'est d'être aidé par une bonne digestion. Le véritable stimulant de la sanguification, celui qui peut seul apporter au liquide nourricier les éléments de sa réparation, n'est-il pas l'aliment sous toutes les formes qu'il peut revêtir, mais seulement lors qu'il est transformé, par la digestion, en chyle normal et riche en principes assimilables, avant d'être porté, par l'absorption, dans le torrent circulatoire?

Or, tous nos malades sont plus ou moins dyspeptiques ou gastralgiques. Leur appétit est nul ou très-capricieux, leur digestion difficile, laborieuse, imparfaite, quand elle n'est pas tout à fait impossible. C'est même à cet état qu'il faut attribuer, sinon l'origine, du moins la persistance et l'aggravation indéfinie du mal.

Il faut donc, avant tout, essayer de régulariser cette fonction si importante, et la rendre possible en diminuant ou même en faisant cesser tout à fait l'éréthisme nerveux dont l'estomac est le siége. Mais ce qui semble si simple en théorie, est horriblement compliqué toutes les fois qu'on veut passer à l'application. On se trouve aussitôt enfermé dans une sorte de cercle vicieux dont il est très-difficile ou même impossible de sortir. En effet, un sang appauvri provoque et entretient l'éréthisme nerveux de l'estomac, et, à la longue, de tous les autres organes. Puis l'éréthisme de l'estomac rend la digestion difficile et de plus en plus imparfaite, et s'oppose ainsi à la régénération du sang. Comment sortir de là? Cet état peut durer des années, et Dieu sait au prix de quelles souffrances! Pour y remédier, on ne manque pas d'employer les toniques, et plus spécialement le fer, qui est prodigué surtout, depuis ces derniers temps. On y ajoute les antispasmodiques, la valériane, l'assa-fœtida, le camphre, voire même le bromure de potassium ou l'arsenic. On obtient ainsi parfois un peu de soulagement, quelques jours de répit et de bien-être relatif. Mais ce n'est là qu'une halte insignifiante sur cette voie douloureuse, dont on n'a même pas la consolation d'entrevoir la fin. Car toutes ces maladies font horriblement souffrir, mais elles ne tuent presque jamais.

De la pepsine. — Ce qui est vrai, c'est que ces médicaments si vantés, le fer comme les autres, ne sont, lorsque la maladie est arrivée au degré indiqué plus haut, que des palliatifs bons tout au plus à enrayer sa marche, à la rendre plus supportable, mais insuffisants, à eux seuls, pour en amener la guérison. Il en est ainsi tant qu'on n'a pas fait cesser les troubles de la digestion. Tout change, au contraire, et très-rapidement si, par un moyen quelconque, on en arrive là. Les guérisons presque miraculeuses obtenues parfois à l'aide de la pepsine, viennent à l'appui de cette thèse. On sait que la pepsine n'est autre chose que le ferment vital nécessaire au suc gastrique pour dissoudre l'aliment, et le transformer en une matière homogène soluble et capable d'être absorbée. Or, il arrive quelquefois que, sous l'action d'une innervation désordonnée, la sécrétion du suc gastrique ne se fait pas, ou que celui-ci est privé de son ferment. Mais il existe une pepsine d'emprunt, dont l'introduction dans la thérapeutique ne date que de quelques années et est due à M. le Dr Lucien Corvisart. Il suffit, dans tous ces cas, d'avaler une petite dose (0gr50 centig.) de cette pepsine en même temps que les aliments, pour provoquer une véritable digestion artificielle qui donne à ces aliments l'aptitude vitale en vertu de laquelle ils peuvent désormais concourir à l'entretien de la vie.

« Le cachet de ce médicament, ajoute M. Corvisart, est d'agir vite et nettement. En deux ou trois doses, son efficacité est jugée ; il est inerte ou héroïque. Il n'y a donc pas à se perdre dans des tâtonnements sans fin, soit thérapeutiques, soit alimentaires ; avec ce médicament, du premier coup on obtient la guérison, ou, mieux éclairé sur le diagnostic, on passe immédiatement à un autre ([1]). »

La pepsine peut donc rendre de très-grands services, dans certains cas de dyspepsie, en rompant le cercle vicieux dont je parlais tout à l'heure, et en permettant de faire entrer dans le sang un chyle réparateur, malgré l'éréthisme de l'estomac. On a obtenu par cette pratique des améliorations sérieuses et rapides. Celles-ci ont permis bientôt l'emploi utile des toniques, qui pouvant être désormais absorbés et assimilés ont amené promptement une guérison définitive. Malheureusement, les cas de cette espèce ne sont pas fréquents ; ce qui fait que le rôle de la pepsine, dans le traitement des maladies dont nous nous occupons, est assez borné. Mais je crois avoir trouvé, dans le pain à l'eau de mer, un moyen tout aussi efficace que la pepsine, et

---

([1]) Lucien Corvisart. Mémoire intitulé : *Dyspepsie et consomption.*

celui-ci est applicable à presque tous les cas, comme je vais essayer de le démontrer.

On a vu, dans l'histoire de ma jeune convalescente, combien le pain à l'eau de mer a été utile, avec quelle rapidité il a diminué l'éréthisme de l'estomac, et a rendu possible la digestion des aliments qui, avant son administration, étaient vomis presque aussitôt après leur ingestion. C'est incontestablement à cette action favorable sur la digestion que doit être attribuée l'influence si promptement salutaire du remède. J'ai déjà indiqué, avec quelques détails (page 79 et suiv.) comment cette action s'était propagée par l'intermédiaire du sang revivifié à toutes les autres fonctions, et comment quelques jours avaient suffi pour ramener le calme, l'harmonie et la force là où la maladie avait laissé le trouble, le désordre et la faiblesse. Je n'ai donc pas à y revenir.

Traitement de la chlorose. — Cependant, j'ai besoin qu'on se rappelle que l'état du sang et de la force nerveuse qui préside aux fonctions de nutrition présentait, chez cette enfant, la plus grande analogie avec celui que j'ai trouvé ensuite dans l'anémie essentielle, dans la chlorose, dans l'hystérie et dans l'hypocondrie. Il était donc permis d'espérer *à priori* que le pain à l'eau de mer aurait la même influence salutaire dans le traitement de ces diverses maladies. C'est ce qui est arrivé, en effet. Un exemple suffira, je pense, pour convaincre les plus incrédules.

Observation IIe. — J'ai été consulté, en septembre 1872, pour une jeune fille dont je n'ai pas à faire l'histoire; car c'est sur elle que j'ai copié, presque sans y rien ajouter, la description générale de la chlorose qu'on a déjà pu lire à la page 89 de ce livre. J'ai à dire seulement qu'elle venait de la campagne et avait toujours vécu aux champs. Mais, très-gâtée par ses parents, riches cultivateurs d'un département voisin, elle n'y faisait aucun travail. Elle était d'ailleurs d'une constitution délicate, avait été maladive pendant son enfance, sans traces de scrofule cependant, mais était restée nonchalante et paresseuse. Elle était réglée depuis dix-huit mois environ, mais très-peu et très-irrégulièrement, et avait été toujours souffrante depuis cette époque. Pendant les derniers mois, elle était devenue triste, irritable, plus paresseuse et se confinait dans une chambre étroite et peu aérée, dont il était presque impossible de la faire sortir.

La chlorose s'était développée peu à peu, malgré le traitement ordinaire par les ferrugineux, et, d'après le conseil de son médecin, sa mère s'était décidée à l'amener à Arcachon pour lui faire prendre les bains de mer. Elle était dyspeptique et n'avait aucun appétit. Pas de gastralgie bien déterminée, mais, pendant la digestion, des crampes d'estomac, accompagnées de rapports glaireux à peu près insipides, d'éructations gazeuses fréquentes, et d'un hoquet très fatigant, durant souvent une heure entière sans interruption. Je la soumis immédiatement au régime du pain à l'eau de mer, des viandes noires grillées ou rôties et du vin de Bordeaux coupé de moitié eau. De plus, un bain de mer, de trois à quatre minutes, tous les trois jours. Toute autre médication fut supprimée. Elle prenait depuis longtemps des pilules de Blancard (iodure de fer) qui étaient mal supportées, augmentaient les crampes d'estomac et lui répugnaient beaucoup. Elle y ajoutait du vin de quinquina et une tisane amère, gentiane ou petite centaurée qui, selon son appréciation, faisait seule un peu de bien.

Lorsque je la revis, six jours après (10 septembre), l'état était à peu près le même. Elle n'avait pas meilleur appétit, et l'état de l'estomac n'avait pas changé. Cependant, au dire de la mère, elle était moins paresseuse et paraissait un peu plus forte. Elle avait aussi mieux dormi. Deux bains de mer avaient été pris qui l'avaient refroidie et obligée à marcher beaucoup pour se réchauffer; ce qui lui avait donné, la seconde fois surtout, une crise violente de palpitations avec essoufflement et toux presque convulsive. Elle n'avait, d'ailleurs, mangé que fort peu de pain, et encore moins de viande. (Même régime : bains de mer supprimés jusqu'à ce que l'eau soit moins froide. Une pilule antinerveuse n° 2 (M[a] P[s]), tous les matins au réveil).

16 septembre.— Un peu plus d'appétit, moins de crampes d'estomac. On commence à prendre un peu goût à la viande, même pas très-cuite.

On est moins triste et moins concentrée en soi-même. On jouit mieux des spectacles nouveaux qu'on rencontre à chaque pas. Un peu moins de fatigue et plus de force. Les joues semblent se colorer un peu. Les bruits du cœur et des gros vaisseaux n'ont pas changé. (Même prescription : 2 pilules, une le matin, l'autre le soir.)

20 septembre. — L'amélioration est plus évidente et la malade le reconnaît sans hésiter. Elle se loue surtout de ses pilules qui lui ont donné de l'appétit et un meilleur sommeil, sans vilains rêves comme auparavant. Elles ont calmé les palpitations et presque tout à fait enlevé les maux de cœur et les crampes d'estomac. (Même prescription : bain de mer de deux à quatre minutes tous les trois jours. Promenade d'une heure au moins, après le bain.)

28 septembre. — Vingt-sixième jour du traitement. Les progrès vers la guérison sont de plus en plus prononcés. La malade est tellement transformée que j'ai peine à la reconnaître. Elle vient de prendre son bain, et elle a marché avec tant de vivacité que sa mère avait peine à la suivre. Aussi le teint est moins pâle; elle a presque des couleurs, les lèvres et les gencives sont légèrement rosées. Les yeux surtout sont plus expressifs et plus vivants. L'appétit augmente tous les jours et revient plus fréquemment; on a été obligé de faire un repas de plus. Pas de palpitations ni d'essoufflement, même après avoir marché assez vite, ou du moins c'est très-supportable et dure peu. Les bruits du cœur et des gros vaisseaux sont moins intenses et manquent parfois tout à fait. Les bains de mer, qui étaient redoutés au commencement, sont désirés aujourd'hui, et trouvés trop courts et trop éloignés. (Même régime et même traitement avec addition d'une pilule de Blancard au repas du matin, et d'une seconde au repas du soir. Bain de mer de six minutes tous les deux jours.)

A dater de ce jour, ma jeune malade marcha plus rapidement encore vers la guérison. L'iodure de fer fut bien supporté et contribua puissamment à hâter la régénération du sang. J'en jugeai surtout par la disparition des phénomènes si nombreux et si graves d'éréthisme nerveux présentés par elle à son arrivée. Trois semaines environ y suffirent, et toute la famille put quitter Arcachon le 20 octobre, après un mois et demi de traitement. Elle emporta une boîte de mes pilules antinerveuses n° 2, auxquelles elle attribuait sa guérison. Elle voulait, me dit-elle, en continuer l'usage aussi longtemps que celui du fer que je lui avais conseillé de prendre, à faible dose, pendant trois ou quatre mois, dans le but de prévenir une rechute, et je n'eus garde de l'en dissuader (1). Car j'étais convaincu que leur usage prolongé contribuerait beaucoup à consolider sa guérison.

Cette observation est pleine d'enseignements qui ne doivent pas être perdus. On l'a dit depuis longtemps, l'observation en médecine, comme dans toutes les sciences naturelles, ne vaut que par la comparaison des faits les uns avec les

---

(1) J'ai à m'excuser auprès de mes confrères de ne pas leur donner ici la formule de ces pilules, que j'emploie depuis plus de vingt ans et qui m'ont rendu d'immenses services dans le traitement des maladies nerveuses. Je suis de l'avis de quelques médecins qui sont convaincus que nous avons perdu beaucoup de notre prestige auprès de nos malades, depuis que nous rédigeons nos formules en une langue et en chiffres connus d'eux.

Nous nous sommes privés ainsi d'une bonne partie des

autres, et par les inductions légitimes qui en sont la conséquence. Ainsi un fait bien observé et dont on a su retirer, à l'exemple de Rabelais, *toute la moelle quintessenciée,* est souvent plus utile pour l'avancement des sciences qu'une longue série de faits incomplets ou mal interprétés. Les observations doivent donc être pesées au moins autant que comptées. *Non numerandæ solum sed etiam perpendendæ observationes,* ainsi que l'a si bien dit un de nos maîtres.

Essayons donc de peser cette observation et d'en retirer la moelle quintessenciée. Personne ne contestera, je pense, que le pain à l'eau de mer ait été chez cette jeune fille l'agent principal de la guérison. Elle était chlorotique et

---

ressources de la thérapeutique morale, qui était entre les mains de nos anciens une arme si puissante et si salutaire, et qui fait encore la force des charlatans de tous les temps et de tous les pays, je veux dire *l'attrait de l'inconnu.*

Ma formule est des plus simples, et c'est pour cela sans doute qu'elle est si efficace. Mais elle doit aussi cette efficacité, et j'en ai eu les preuves les plus certaines et les plus nombreuses, à ce qu'elle est inconnue, à ce que le mys ère dont elle est entourée agit puissamment sur l'ima-

très-sérieusement depuis plus de six mois; elle avait pris du fer sous plusieurs formes et à doses élevées, de l'eau ferrée, des pilules de Blaud jusqu'à dix par jour, des pilules de Blancard jusqu'à six; elle avait pris du quinquina et des tisanes amères. Rien n'y avait fait; le défaut d'appétit et la dyspepsie avaient persisté, et l'état général s'était aggravé, surtout dans les derniers temps.

Toute cette médication est supprimée et remplacée par l'usage exclusif du pain à l'eau de mer, des viandes noires et du vin de Bordeaux, dès le lendemain de l'arrivée de la malade à Arcachon, c'est-à-dire le 4 septembre. Il lui faut quelques jours pour se faire à ce nouveau régime. Cependant le 16, elle a plus d'appétit et

gination des malades et vient ainsi en aide à l'action du médicament. Je garde donc mon secret vis-à-vis du public. Quant à mes confrères, je tiens ma formule à la disposition de tous ceux d'entre eux qui ne l'ont pas devinée et qui voudront bien prendre la peine de venir me la demander.

Je puis ajouter, d'ailleurs, que je l'ai déjà publiée dans un long article de l'*Union médicale*, paru sous le titre d'*homæopathie orthodoxe*, en octobre ou novembre 1861.

moins de crampes d'estomac. Le 21, l'appétit a encore augmenté, le sommeil est plus calme et l'état nerveux a diminué sensiblement. Enfin le 28, la malade peut être considérée comme convalescente. Il n'existe plus que quelques signes légers de dyspepsie et ceux-ci diminuent pour ainsi dire d'heure en heure. On a été obligé de faire quatre repas par jour au lieu de trois. Plus de crampes d'estomac, plus de palpitation, autrement que sous l'action d'une émotion un peu forte. Les yeux sont plus vifs, la peau moins pâle, les gencives et les lèvres sont légèrement rosées. Il est certain que le sang a déjà subi un changement remarquable et commence à se reconstituer. Tout le monde doit voir qu'il a plus de globules rouges qu'il n'en avait vingt-cinq jours auparavant, et partant plus de fer, puisque celui-ci en est un des éléments nécessaires.

Que s'était-il donc passé et d'où venait ce fer? Il s'était passé quelque chose tout à fait semblable à ce que j'ai constaté chez le sujet de ma première observation. L'eau de mer contenue dans le pain, mise en contact avec la membrane muqueuse de l'estomac, avait apporté à celle-ci une stimulation d'une nature spéciale et encore inconnue, qui avait suffi pour éveiller peu à peu son aptitude vitale, languissante depuis si longtemps. Sous l'influence de ces stimulations se renouvelant plusieurs fois par jour et se fortifiant par leur accumulation, la sécrétion du suc gastrique, qui était ou nulle ou pervertie par l'état nerveux, avait repris peu à peu sa marche normale, et une partie, plus tard la totalité des aliments avait été transformée en chyle plus réparateur.

Mais d'où vient, dira-t-on, que l'eau de mer a agi ainsi? Je pourrais répondre, à l'exemple du médecin de Molière, *parce qu'elle a une vertu digestive.* Mais j'aime mieux dire tout simplement que je l'ignore, et, qui mieux est, que je n'ai nul besoin de le savoir. Ce qui m'importe et importe à mes lecteurs, c'est que le fait existe et qu'il ne puisse être contesté. Or, je l'ai constaté chez plus de vingt personnes qui toutes étaient atteintes de dyspepsie à des degrés très-divers, soit que cette dyspepsie fût primitive et qu'elle n'eût d'autre point de départ que l'appareil digestif, soit qu'elle fût consécutive à une altération du sang, ou à un trouble sérieux d'une autre fonction organique. Mon honorable confrère, le Dr Teixeira l'a constaté, d'un autre côté, sur un certain nombre de ses clients. Je citerai, entre autres, un enfant qui n'avait pas de fièvre appréciable, avait de l'appétit, mangeait avec plaisir et ne digérait à peu près rien. Les aliments étaient vomis peu de temps après le repas, ou traversaient rapidement l'estomac et les intestins et y provoquaient une diarrhée habituelle, dans laquelle il était facile de les reconnaître encore à peu près intacts. Dès le troisième jour de l'administration du pain à l'eau de mer les vomissements cessèrent, et la diarrhée diminua beaucoup. Elle cessa elle-même en même temps que tous les symptômes inquiétants, deux ou trois jours après. Puis, comme cela arrive souvent dans les stations balnéaires, la famille de cet enfant partit, sans même prévenir le médecin, et celui-ci n'en a plus eu de nouvelles.

Il est donc incontestable que les propriétés digestives de l'eau de mer ou du pain qui lui sert de véhicule, sont tout aussi certaines et tout aussi puissantes chez l'homme malade que chez l'homme sain. Est-ce à dire, pour cela, que ce remède doive être employé dans tous les cas de maladie, nerveuse ou autre, de l'appareil digestif. Évidemment non. Je serais désolé si on pouvait me prêter un seul instant la pensée de faire du pain à l'eau de mer une sorte de panacée universelle, capable de guérir tous les maux. Mon travail a surtout pour but d'en préciser, autant qu'il est possible aujourd'hui, les véritables indications, et d'engager ainsi mes confrères à contrôler mes idées et à les vérifier par leurs observations. Mon ambition est donc beaucoup plus modeste et celle-ci sera satisfaite, si l'étude à laquelle je viens de me livrer devient, pour tout médecin sensé, le premier jalon à l'aide duquel il se dirigera dans la recherche des indications du nouveau pain. Je ne crains pas, néanmoins, de me compromettre en affirmant, dès à présent, que ces indications deviendront tous les jours plus nombreuses à mesure que leur étude se généralisera davantage.

Je puis répondre maintenant à cette question que je posais tout à l'heure : d'où venait le fer qui a concouru à la formation de nouveaux globules rouges, dans le sang de ma jeune chlorotique? Il est évident qu'il ne pouvait venir que des aliments, qui en contiennent tous une certaine quantité. Quoique très-restreinte, cette quantité a dû être largement suffisante, puisque elle suffit toujours aux personnes qui se portent bien, et dans le sang desquelles les globules se détruisent et se renouvellent sans cesse, comme je l'ai fait voir précédemment (pages 50 et suiv.) On comprend facilement, d'ailleurs, qu'il en soit ainsi; car, d'après les nombreuses analyses qui ont été faites depuis quelques années, il est certain que la somme du fer contenue dans le sang humain est elle-même très-restreinte, et ne dépasse pas trois grammes.

Mais alors, se demandera-t-on, pourquoi le fer administré à cette jeune fille avant son arrivée à Arcachon [1], est-il resté absolument inerte, et n'a-t-il pas empêché la maladie de s'aggraver? Pourquoi, d'un autre côté, à dater du jour où les aliments ont été mieux digérés sous l'action de l'eau de mer, le fer contenu dans les aliments est-il devenu actif à son tour, et a-t-il produit les résultats si rapidement salutaires que l'on sait? Pour reconstituer le sang il ne suffit donc pas, comme beaucoup le croient aujourd'hui, de lui restituer une

---

[1] On pourrait encore se demander, si le déplacement et le voyage, si un séjour de plus de six semaines sur les bords de la mer, la respiration de l'air marin mélangé avec celui de la forêt, si enfin les bains de mer, quoique très-peu nombreux, n'ont pas eu une part assez sérieuse dans cette guérison. Cela me paraît fort probable, et je suis convaincu que toutes ces circonstances réunies ont beaucoup favorisé l'action du traitement, et surtout en ont rendu les progrès plus rapides qu'ils n'auraient été, si la malade était restée chez elle.

quantité de fer équivalente à celle qu'il a perdue ([1]), ce qui équivaudrait à dire, selon la pittoresque expression de MM. Trousseau et Pidoux, « que le fer qu'on administre va se souder aux molécules toniques préexistantes, et que cette soudure est toute la médication. »

Mes lecteurs doivent voir déjà que cela ne peut se passer ainsi, et qu'il faut autre chose que l'affinité chimique pour que cette soudure puisse s'accomplir. Il y faut, ce qu'on oublie trop de nos jours, l'intervention de la *vie*. Il faut

---

([1]) « Supposons qu'un chloro-anémique ait perdu la moitié de ses globules rouges ; son sang aura été dépouillé de plus d'un gramme de fer. C'est cette quantité qu'il faut restituer pour opérer la régénération des nouveaux éléments globulaires. En supposant que cinq centigrammes de fer pénètrent chaque jour dans le sang et soient utilisés immédiatement, il faudrait vingt jours pour que le sang eût reconquis sa richesse normale. » (Dr Rabuteau, *loc. cit.*, p. 87.)

On voit que rien n'est plus facile. Aussi, pour peu que cela continue, la thérapeutique ne tardera pas à atteindre un tel degré de simplification, qu'on pourra la réduire à une simple opération d'arithmétique, appuyée sur un véritable compte courant. L'auteur semble, cependant, trouver lui-même la chose un peu forte, car il a soin d'ajouter : « Or, l'observation a démontré qu'il faut souvent un temps

que *l'aptitude vitale* engourdie se réveille, que la force d'assimilation sorte de sa torpeur et rentre dans les conditions normales de son activité. Il faut, en un mot, que le fer, d'où qu'il vienne, après avoir pénétré dans le sang, y subisse cette transformation mystérieuse qui le rendra assimilable, transformation qui est très-difficile sinon tout à fait impossible, tant que dure la chlorose, et qui est le premier signe d'une amélioration sérieuse de la maladie, lorsqu'elle se produit (²). Je dis de ce fer, *d'où qu'il vienne,*

---

beaucoup plus considérable pour arriver à ce résultat, et qu'on a même échoué parfois. »

Je croyais donc que M. Rabuteau allait faire quelques réserves en faveur de la vie et de la nécessité de son intervention dans toutes ces mystérieuses opérations de la chimie vivante. Mais point. Il ne voit, dans ces échecs qu'il est obligé de constater lui-même que la nécessité de faire choix de la préparation d'un meilleur fer à employer. Il ajoute, en effet :

« On comprend donc la nécessité de faire un choix judicieux parmi les préparations ferrugineuses et de les administrer à des doses convenables. »

(²) Je trouve encore dans le même livre le passage suivant, qui semble indiquer que M. Rabuteau ne serait pas

quoique je commence à douter que le fer métallique soit directement assimilable, et je me demande si, pour le devenir, il n'aurait pas besoin d'avoir subi une première élaboration vitale dans un organisme plus simple que le nôtre. On a constaté la présence du fer dans les cendres de tous les végétaux qu'on a analysées, dans les graines de toutes les céréales (environ quatorze grammes, par cent kilogrammes, ou cinq centigrammes, par livre de pain); on l'a constatée encore dans la chair musculaire, le lait et tous les produits animaux qui servent à notre

---

aussi éloigné qu'on pourrait le croire de reconnaître cette nécessité.

« Le fer ne va pas se fixer sur les globules et les enrichir de sa présence comme un nouveau venu. Nous savons, en effet, que l'hémoglobine a une composition constante; *le fer introduit dans le sang par absorption ne s'y conserve qu'à titre d'agent pouvant être mis en œuvre pour faire partie de nouveaux globules.* Or, ces globules se forment d'autant plus facilement que le fer, l'un de leurs matériaux constituants, se trouve prêt à être employé. *Le nombre des hématies s'accroît; c'est le seul fait établi d'une manière scientifique, sans que nous sachions exactement comment cette augmentation de nombre se produit.* » (p. 70.)

alimentation. Où sont les preuves que ce fer, déjà imprégné de vie, ne soit pas le seul apte à être assimilé dans notre sang? Je n'en vois aucune, dans la science, qui puisse m'être opposée avec quelque raison. J'en trouve, au contraire, beaucoup, et des plus sérieuses, qui plaident en faveur de cette thèse. Essayer de les rappeler serait sans doute très-utile, mais aurait tout l'air d'un paradoxe. Aussi reculerais-je probablement devant cette tâche un peu dangereuse, si je n'avais la bonne fortune de pouvoir m'appuyer sur le passage suivant, dû à la plume de deux observateurs, des plus autorisés et dont la compétence ne saurait être contestée par personne :

« On ne s'avise pas de remarquer que, dans bon nombre de cas, une chlorose qui a résisté à l'ingestion de doses énormes de fer bien absorbé, cède tout à coup, comme par enchantement, à un voyage ou à une émotion agréable, qui n'ont pas introduit dans l'économie un atome de fer pharmaceutique. Par le fer, la chlorose ne guérit donc pas autrement que seule. *Et puis divers toniques obtiennent ce résultat.*

» Toutefois, si le fer excite plus spécialement qu'une autre substance la régénération du fer dans le sang, c'est en si petite quantité, que ce métal se trouve dans la matière colorante des globules, qu'il est bien évident que l'énormité des doses et la durée trop prolongée de leur emploi n'ont qu'une importance accessoire dans le traitement, et peuvent, lorsqu'on ne sait pas garder les bornes médicales, avoir plus d'un inconvénient. S'il ne s'agit, pour guérir la chlorose, que de remplacer physiquement du fer par du fer, *pourquoi les autres espèces de cachexie, qui, anatomiquement, sont, comme les pâles couleurs, caractérisées par la diminution des globules sanguins, n'éprouvent-elles de l'usage du fer aucune amélioration, et, loin de là, en sont-elles aggravées?* On n'est pas assez frappé de ce fait, que la chlorose est presque la seule espèce d'anémie nosologique, dont le fer soit le remède spécial...

» Quoi qu'il en soit, le fer est encore un spécifique auquel on devra renoncer comme tel. La chlorose se forme sans soustraction directe du fer, sans hémorrhagie; elle se guérit spontanément, sans ingestion de fer pharmaceutique. Donc lorsqu'elle guérit sous l'impression de ce médicament, c'est que les propriétés hématosiques des vaisseaux ont été excitées par lui à la formation des globules sanguins, comme peuvent être l'estomac et les vaisseaux lactés à la formation d'un chyle plus riche. Remarquons-le, en effet, *le fer n'agit pas en augmentant immédiatement la quantité des molécules ferriques préexistantes, mais en stimulant la formation de nouveaux globules contenant du fer.*

» Le fer agit pour reconstituer le sang, non pas mixtion ou juxtaposition, mais par intussusception ou génération. La clinique le prouve en nous montrant tous les jours *que la diminution du fer n'est pas la cause, mais un des effets de la chlorose, et que sa réapparition n'est pas la cause, mais un des effets et des signes de la guérison de cette maladie.* Pour celui qui saisit bien ce fait, la question est jugée. On voit pourtant des gens qui en conviennent, et qui persistent à qualifier le fer de spécifique de la chlorose. Cela donne, du même coup, une idée de la force du spécifique et des spécificistes. Si la diminution du fer n'est qu'un effet et un signe de la chlorose, comment son augmentation pourrait-il être un signe de la non-chlorose?

» En définitive, nous soutenons que si le fer était le spécifique de la chlorose, la chlorose ne pourrait pas guérir sans le fer. Si elle guérit sans lui, et si, par conséquent le fer peut se réparer dans le sang sans aucune ingestion de fer pharmaceutique, c'est qu'il y a dans les vaisseaux sanguins et dans le sang quelque chose de vivant, qui, comme tel, représente le fer, l'attire à lui, le fixe et y trouve la condition spéciale de son activité. Cette propriété est affaiblie dans la chlorose, mais elle peut spontanément recouvrer sa vigueur; et un des effets, des conditions et des signes tout à la fois de cette restauration, c'est le retour de la proportion normale du fer dans les globules sanguins. Lors donc qu'au lieu de guérir spontanément, la chlorose guérit sous l'influence du fer, et qu'au fur et à mesure que la chlorotique ingère ce métal, les globules sanguins et le fer, qui entre dans leur composition, se régénèrent, c'est par le même mécanisme que lorsqu'ils sont régénérés spontanément et sans le secours du fer pharmaceutique [1]. »

J'ai lu et relu ce passage avec la plus grande attention, et toujours j'ai trouvé que les auteurs ne concluaient pas. Car s'il est démontré, et cela est hors de contestation, que la chlorose peut guérir spontanément, et par conséquent, que le fer peut se régénérer dans le sang des chlorotiques, sans aucune ingestion de fer pharmaceutique; s'il est également démontré que dans l'anémie produite par des pertes de sang considérable, les globules perdus se régénèrent rapidement et seulement à l'aide de l'alimentation; si

[1] Trousseau et Pidoux, *loc. cit.*, p 100.

enfin, il est certain que, dans la plupart des cachexies autres que la chlorose, et qui sont caractérisées comme elle, par la diminution des globules sanguins, les préparations ferrugineuses sont inutiles ou nuisibles, n'est-il pas évident que, dans tous ces cas, comme dans l'état physiologique, le fer porté dans le sang par l'alimentation, suffit pour rétablir dans ce liquide la proportion normale de ses globules rouges?

Si, d'un autre côté, on considère que, dans la chlorose, qui est guérie pendant l'administration d'une préparation de fer, la guérison commence toujours par l'estomac et se prononce de plus en plus à mesure que la digestion devient plus facile, plus complète et produit un chyle plus abondant et plus riche, ne suis-je pas autorisé à conclure que l'absorption et l'assimilation du fer ne se sont pas faites autrement, dans un cas que dans l'autre, et que, dans le dernier aussi bien que dans le premier, le fer pharmaceutique y est resté complètement étranger? La nature ne prend pas deux voies différentes, quand elle peut arriver à son but par une seule. Je suis heureux d'ailleurs de pouvoir invoquer à l'appui de mon opinion une autorité devant laquelle on a depuis longtemps l'habitude de s'incliner. Voici ce que disait, en 1854, M. Claude Bernard, dans ses leçons du collége de France :

« La véritable question n'est pas de savoir si le fer guérit la chlorose, mais d'abord si la chlorose est due à l'absence du fer, et si le fer administré va se mettre à la place de celui qui manque.

» Sans doute, quelques auteurs ont avancé qu'il y avait dans le sang des chlorotiques diminution dans la proportion du fer ; mais ils ne l'ont pas prouvé chimiquement. Ceux, au contraire, qui ont fait des analyses ont trouvé que la quantité de fer est la même avec ou sans chlorose. Ce qu'il y a de vrai, c'est que, dans cette maladie, il y a moins de globules dans le sang.

» Supposons, ce qui est probable, qu'il y ait à peu près six grammes de fer dans la masse du sang, et que, dans la chlorose le sang en perde trois grammes. Si tout le fer qu'on administre était absorbé, on aurait vite remis cette quantité dans le sang; mais on sait qu'il faut au moins un mois, et souvent bien plus de temps, pour guérir cette affection, malgré les masses de fer qu'on a fait prendre. »

Notre éminent physiologiste se demande ensuite si on peut constater positivement l'absorption du fer dans l'estomac et dans l'intestin. Il a injecté dans l'estomac de la limaille, du lactate de fer, etc.; il n'a jamais pu trouver, dans le sang de la veine-porte, plus de fer que de coutume. Puis il ajoute : « Mais comme le fer existe dans les aliments, *il faut peut-être qu'il y ait une certaine combinaison pour que son absorption s'effectue.* »

M. Bernard se pose ensuite cette question : « *La chlorose ne serait-elle pas due à un vice de digestion?* Le fer ne peut-il pas, par l'excitation qu'il produit, rétablir les actes troublés de cette fonction? »

Car il avait déjà démontré « que les sels de fer exercent une action spéciale sur la muqueuse gastrique. Toutes les parties de la membrane qui en sont touchées prennent une circulation plus active. Le fer est donc un excitant direct. »

Il parait donc extrêmement probable que le fer, dont on fait un si étrange abus, de nos jours, sous le prétexte de remédier directement à la diminution des globules sanguins, n'est pas absorbé, ou s'il est absorbé en partie, n'est pas assimilé. Le fer n'est en réalité qu'un tonique plus ou moins précieux, agissant directement sur la membrane muqueuse de l'estomac et du tube digestif à laquelle il apporte une excitation spéciale capable de réveiller son activité et de rétablir, selon l'expression de M. Claude Bernard, les actes troublés de la digestion. S'il est absorbé, il est fort probable que cette excitation se prolonge jusque dans les vaisseaux sanguins, dont les propriétés hématosiques sont excitées à la formation des globules rouges, comme l'estomac l'avait été, à la formation d'un chyle plus riche, ainsi que le disent si bien, MM. Trousseau et Pidoux.

En somme, il est certain que la chlorose et toutes les maladies générales et essentielles, venant de l'appauvrissement du sang, si elles ne sont pas d'une manière absolue le résultat d'un vice de digestion, ne peuvent être guéries qu'autant que ce vice de digestion, qui existe toujours soit comme cause, soit comme effet, aura été lui-même guéri, soit à l'aide du fer et des toniques, soit par tout autre moyen. J'ai déjà dit pourquoi plusieurs fois.

Mais l'administration du fer, surtout quand elle est continuée pendant longtemps, n'est pas sans présenter quelques inconvénients. Beaucoup de malades ne peuvent la supporter quelque temps sans que la digestion en devienne plus difficile. Le pain à l'eau de mer ne présente rien de semblable et est doué de propriétés digestives plus incontestables encore. Il doit donc être préféré au fer dans tous les états pathologiques si complexes qui ont leur origine dans une diminution des globules du sang. Il a d'ailleurs, en plus, une propriété précieuse, dont l'existence paraît plus certaine que celle des vertus qu'on a attribuées au fer jusqu'à présent. Il conserve les globules du sang déjà existants, de manière à prolonger leur durée, et surtout il aide puissamment à la formation de globules nouveaux. L'expérience faite sur lui-même par le Dr Plouviez (page 50), constatant une augmentation, de neuf à dix pour cent, dans la proportion des globules de son sang, après s'être soumis, pendant deux mois, à un régime contenant, chaque jour, dix grammes de sel marin de plus que d'habitude, en est la démonstration irréfragable. Enfin j'ai déjà fait voir (page 39), que l'eau de mer est beaucoup plus active, à une dose moindre, que le sel du commerce.

Je n'ai pas besoin, je pense, d'insister plus longtemps pour convaincre mes lecteurs que la meilleure marche à suivre pour le traitement de toutes ces maladies, chlorose, anémie, hypocondric, etc., est de commencer par le pain à l'eau de mer, pris en petite quantité, à chaque repas, et avec les aliments qui sont le mieux supportés. On n'augmentera la dose qu'avec précaution, pendant les premiers jours, et à mesure que l'appétit se réveillera un peu et que la digestion deviendra plus facile. Je ne saurais trop recommander de ne pas se hâter et d'agir avec une grande prudence, car les premiers pas seront parfois très-difficiles. Le bien obtenu, qu'on ne s'y méprenne pas, augmente par cela même qu'il dure. On ne doit pas même s'effrayer de quelques retours en arrière, pourvu qu'ils soient passagers; presque toujours ils seront suivis d'une amélioration plus marquée.

On ne gagne rien, j'en ai eu bien souvent la preuve, à vouloir aller trop vite et à violenter la nature. Souvent on fait ainsi beaucoup de mal, et on peut perdre, en quelques instants, tout le bien qu'on aura mis des semaines ou des mois à acquérir. Dans toutes ces affections, qui sont venues très-lentement et durent depuis longtemps, qui ne sont pas en réalité des maladies, mais de simples déviations de l'ordre physiologique, dégénérées en habitude morbide, il est facile de comprendre que les remèdes très-actifs sont inutiles et pourraient nuire. Le pain à l'eau de mer, aidé d'un bon régime et de quelques calmants très-simples, devra donc suffire tant que la digestion ne sera pas revenue à son état à peu normal. Et quand on en arrivera là, on aura fait le plus difficile, et la guérison sera à peu près certaine. Mais il y faudra du temps encore, et peut-être beaucoup, surtout si la maladie était très-ancienne. On ne refait pas une constitution ruinée, en quelques semaines ou même en quelques mois. Le même régime devra donc être continué tant qu'il restera quelque malaise, tant que les forces ne seront pas revenues tout à fait. On pourra y ajouter alors, pour hâter un peu le résultat désiré, quelques toniques, du fer, à petites doses, du vin de quinquina, etc., à la condition, toutefois, que l'estomac les digèrera bien et n'en souffrira pas. On y ajoutera surtout toutes les ressources que peut fournir l'hygiène pour aider une bonne alimentation : l'exercice à pied ou à cheval, la gymnastique, les bains chauds ou froids, de rivière ou de mer, etc., etc. Tous les médecins en savent là-dessus autant et même plus que moi.

Ils savent aussi, et cependant j'y insisterai, parce que j'y attache une énorme importance, qu'il sera indispensable de continuer traitement et régime longtemps encore après le jour où la santé semblera revenue tout à fait. Car il n'est pas d'autre moyen d'éviter des rechutes, autrement presque certaines. Le corps commence à peine à se déshabituer de la maladie, qui était devenue pour lui comme une seconde nature. Il faut lui donner le temps de s'accoutumer de nouveau à la santé et au fonctionnement régulier de ses organes.

Le traitement à opposer à toutes ces maladies, si différentes en apparence, si semblables en réalité, est, comme on le voit, fort simple. Le pain à l'eau de mer en formera la base essentielle, quelle que soit la forme de l'état nerveux à laquelle on aura affaire, que celle-ci soit consécutive à l'appauvrissement du sang, ou l'ait précédé et en ait été la cause déterminante. J'oserai affirmer qu'il guérira souvent et améliorera beaucoup quand il ne guérira pas tout à fait, si les prescriptions, que j'ai résumées le plus brièvement qu'il m'a été possible, sont suivies avec confiance, régularité et persévérance, *persévérance* avant tout. Car, je ne saurais trop le répéter, ce traitement devra être d'autant plus long, que la maladie sera plus ancienne, et ne sera efficace qu'à cette condition. Tout ce que j'ai dit plus spécialement de la chlorose ou de l'hypocondrie s'applique donc également aux autres névroses générales ou spéciales ayant une même origine. Il me suffira dès lors d'énumérer les principales, qui sont : *la dyspepsie avec ou sans gastralgie, l'hystérie, l'asthme nerveux, toutes les espèces d'anémie*, et enfin *la folie, dans sa forme asthénique*, qui est certainement la plus fréquente.

Cependant quelque hâte que j'aie de terminer cette étude déjà trop longue, j'espère qu'on me saura gré de dire quelques mots de la folie et de ce que j'entends par la *forme asthénique de cette maladie*. Il y a encore des médecins qui font dériver la folie d'une irritation inflammatoire ou subinflammatoire du cerveau et de ses annexes, et de l'excitation générale du système nerveux qui serait la conséquence de cette irritation. Mais cette opinion a perdu déjà beaucoup de terrain, et en perd chaque jour davantage. On est à peu près d'accord pour reconnaître que cette maladie a, presque toujours, pour causes prochaines et déterminantes : au moral, les chagrins de toute sorte et les passions dépressives; au physique, la misère et une alimentation insuffisante, les excès et les abus dans le régime, dans le travail, dans le plaisir, etc. Quel peut être alors son point de départ organique, sinon un appauvrissement plus ou moins prononcé du sang et la faiblesse ou l'asthénie des fonctions de nutrition?

Cette conviction gagne tous les jours de nouveaux prosélytes. Je n'en veux pour preuve que la facilité avec laquelle on a renoncé, à peu près partout, à la saignée et autres émissions sanguines, naguère si prodiguées dans le traitement des fous, pour les remplacer par la médication tonique et reconstituante. Je crois avoir démontré, pour ma part, l'utilité et la nécessité de cette dernière médication, dans presque tous mes écrits sur la folie et plus particulièrement dans mon livre sur *le traitement de la congestion cérébrale et des hallucinations par l'arsenic.*

Je considère donc la folie comme une affection essentiellement *asthénique,* c'est-a-dire tenant à un affaiblissement général de l'organisme ayant eu pour conséquence, non l'excitation, mais l'éréthisme du système nerveux, tant de la vie organique que de la vie de relation. Je ne reconnais à cette règle que de rares exceptions, qu'on ne trouve guère que parmi les maniaques jeunes, vigoureux et frappés subitement; et encore est-il avéré que, même dans les cas de cette espèce les plus francs et les mieux caractérisés, les émissions sanguines sont plus nuisibles qu'utiles. Ces données étant admises, il était tout naturel d'espérer que le pain à l'eau de mer serait aussi utile dans la folie asthénique que dans les névroses que je viens de passer en revue. Voici un fait, curieux à plus d'un titre, qui prouve, il me semble, que je ne m'étais pas trompé.

OBSERVATION IIIe. — J'ai été consulté, au commencement du mois d'août 1872, pour un jeune homme de vingt-huit à trente ans, qui était tombé tout d'un coup, trois semaines auparavant, dans un état nerveux assez mal caractérisé et qui inquiétait beaucoup sa famille. Un médecin avait conseillé pour seul traitement, la cessation de tout travail de tête, et les distractions d'un long voyage à travers la France, ou même à l'étranger, si cela était nécessaire. On était donc parti, vers le milieu de juillet, et on était arrivé à Arcachon, sans but bien arrêté autre que d'avoir mon avis sur l'état du malade. Voici ce que j'appris et ce que plusieurs visites assez longues me permirent enfin, non de voir clairement, mais de deviner sur les véritables causes et les symptômes réels de la maladie.

M. A... avait créé, en moins de trois ans, une industrie florissante, dans un coin presque abandonné du département de la Somme. Mais il y avait dépensé une énorme activité, et s'était fatigué autant d'esprit que de corps. Tout entier à son travail et aux préoccupations de toute nature qu'il lui apportait, il avait dit adieu au monde et aux plaisirs de son âge; il s'était confiné dans son usine, ne voyant personne que ses ouvriers, se refusant toute distraction, et rompant peu à peu avec toutes les relations du dehors. Sa constitution, robuste cependant, avait beaucoup souffert, à la longue, de cette vie trop active et trop solitaire. Depuis quelques mois, il s'était aperçu, sans trop y prendre garde, que ses forces n'étaient plus les mêmes. Sa tête surtout se fatiguait facilement; elle lui semblait parfois lourde comme du plomb, et alors il éprouverait une douleur fixée, tantôt au front, tantôt au sommet du crâne; ses oreilles bourdonnaient et ses idées s'embrouillaient, selon son expression, à un tel point, qu'il était obligé de cesser tout travail et de dormir pendant deux ou trois heures. Le plus ordinairement à son réveil, tout était terminé et il se sentait frais et dispos comme autrefois.

Ces accès d'abord rares et de courte durée, étaient devenus plus fréquents, plus longs et laissaient des traces, tous les jours plus durables. En même temps était survenu un trouble notable des fonctions digestives, avec diminution de l'appétit, crampes d'estomac, rapports acides et glaireux, etc., etc. Puis il s'y était ajouté de l'insomnie, alternant avec un sommeil lourd, fatigant et souvent interrompu par des cauchemars ou des rêves effrayants.

M. A... n'avait rien changé cependant ni à son régime ni à ses habitudes, et personne, dans sa famille, ne s'était aperçu des changements qui s'opéraient dans sa santé. On avait remarqué seulement qu'il était depuis quelque temps plus préoccupé que de coutume, et qu'il s'isolait de plus en plus, lorsque, par une nuit d'orage et à la suite d'un violent coup de tonnerre, son père le vit entrer précipitamment dans sa chambre. Il paraissait en proie à une terreur profonde et poussait des cris inarticulés; il se jeta dans les bras de son père, se cramponna à lui et se blottit sous les couvertures en lui disant, à voix basse : *Sauve-moi, j'ai peur ;* puis il resta immobile et comme sans connaissance, les yeux fixes et tout grands ouverts, les dents serrées, les bras et les jambes raidis, les doigts crispés, mais sans mouvements convulsifs d'aucune sorte. Cela dura une minute peut-être, et fut suivi d'une détente générale et d'un sommeil lourd, profond, mais calme qui se prolongea plusieurs heures. A son réveil, M. A... fut très-étonné de se trouver dans la chambre et dans le lit de son père; il se sentait courbaturé et accablé de fatigue. Mais il avait tout oublié.

Les deux ou trois jours qui suivirent se passèrent assez bien. M. A... reprit toutes ses occupations et personne, dans l'usine, ne s'aperçut de rien. Les nuits furent moins bonnes; le malade dormit peu et se promena longtemps parlant à haute voix, criant ou se fâchant, comme s'il s'adressait à un interlocuteur, visible pour lui seul. Puis il fut avec son père et avec son entourage immédiat, impérieux, irritable, susceptible à l'excès et comme il ne l'avait jamais été. Pendant le voyage et après son arrivée à

Arcachon, il dormit assez peu et continua à parler ainsi, même pendant le jour, mais seulement lorsqu'il se croyait seul. Ce qu'il disait ne paraissait avoir aucune suite ni aucun sens. Il se taisait aussitôt qu'il voyait quelqu'un, et, chose bien remarquable, il conserva toujours assez d'empire sur lui-même, pour que les personnes, avec lesquelles il se trouvait en rapport, ne pussent même pas soupçonner ce qui se passait en lui.

Mais la contrainte qu'il s'imposait lui était pénible, parfois même doulourense, et il s'en dédommageait, quand il était seul ou croyait être seul, par un flux de paroles plus ou moins incohérentes, qui lui échappaient malgré lui, il me l'a avoué plus tard, et presque sans qu'il en eut conscience. Il avait en lui, me dit-il encore, comme un être étranger, qui dans certains moments s'emparait de sa volonté et le forcait à prononcer des mots qui n'avaient aucun sens, à dire des grossièretés et des injures qui le révoltaient et dont il demandait pardon à son père aussitôt que la crise était passée. Car c'étaient de véritables crises qui duraient généralement peu, depuis quelques minutes jusqu'à trois quarts d'heure ou même une heure, et lui laissaient ensuite pendant quelques heures au moins, sa pleine liberté de penser, de parler ou d'agir en homme raisonnable.

Cet état était inquiétant, et pouvait aboutir rapidement à un accès de folie complète et peut-être très-tenace, si on considérait l'affaiblissement général de la constitution et l'action lente et prolongée des causes productrices. En effet, l'appétit était presque nul. La digestion laborieuse et difficile, le pouls facilement dépressible, petit et lent, moins de soixante pulsations. Cependant on n'entendait pas de bruit de souffle dans les carotides. La céphalalgie, la pesanteur de tête et les bourdonnements dans les oreilles avaient plutôt augmenté que diminué, depuis le départ. Il s'y était même ajouté des bouffées de chaleur à la face et quelques vertiges légers et peu fréquents.

Sur mon conseil, on s'installa à Arcachon, et on y passa près de deux mois. Le malade fut soumis immédiatement à la médication arsénicale, telle que je l'ai formulée dans mon livre sur le traitement de la congestion cérébrale et des hallucinations, et au régime du pain à l'eau de mer et des aliments substantiels. On y ajouta, huit jours après, un bain de mer de cinq à six minutes, tous les deux jours pour commencer, tous les jours, un peu plus tard, enfin une heure ou deux de promenade à cheval, au moins de deux jours l'un. Pour ne pas effrayer le malade, l'arsenic lui fut administré, à son insu, dans du vin de Bordeaux, dont il prenait un petit verre au commencement de chaque repas.

Ce traitement et ce régime firent merveille. Dix jours suffirent pour ramener l'appétit, rendre la digestion plus facile et donner un peu de sommeil calme et réparateur. A la fin du premier mois, les forces étaient revenues, les crises nerveuses étaient plus rares et plus courtes, mais elles n'avaient pas cessé tout à fait. Elles revenaient encore trois ou quatre fois par semaine, et seulement la nuit. Cependant le malade commençait à prendre assez d'empire sur lui-même pour pouvoir les abréger beaucoup, et avait même réussi à en faire avorter quelques-unes. Il était donc plein de confiance dans sa guérison prochaine qui, en effet, était complète et définitive, trois semaines après. Néanmoins, il fut convenu avec lui que, pour prévenir le retour des accidents nerveux, le vin de Bordeaux dont il faisait usage, serait continué, au moins pendant deux mois, et que la direction complète de l'usine ne serait reprise que beaucoup plus tard, et seulement lorsque son médecin l'y autoriserait. Je puis ajouter, d'après des nouvelles reçues il y a quelques semaines, que cette guérison ne s'est pas démentie, un seul instant, depuis cette époque.

Un mot encore sur la part d'influence, qu'il est légitime d'attribuer au pain à l'eau de mer dans un résultat si promptement obtenu. Il m'est démontré que cette influence a été considérable, surtout pendant les premiers jours du traitement. J'ai fait voir ailleurs que l'arsenic guérit les fous hallucinés en faisant cesser la congestion de l'encéphale qui accompagne toujours les hallucinations, et qu'il aide de plus au retour des forces perdues, en augmentant l'appétit et en rendant la digestion plus facile. Mais je ne crois pas que parmi les quatre à cinq cents aliénés que j'ai soumis à la médication arsénicale, à l'asile d'aliénés de Marseille, il y en ait eu un seul chez lequel le retour de l'appétit et des forces digestives ait été aussi prompt et aussi complet, après un temps aussi court, que chez le sujet de cette observation. Dix jours y ont suffi, en effet, et ce résultat me paraît devoir être attribué presque exclusivement au pain à l'eau de mer. Car la dose d'arsenic administrée à M. A..., pendant ces premiers jours, était à peu près insignifiante, puisqu'elle n'avait pas dépassé cinq milligrammes par jour.

Mais l'action du pain à l'eau de mer ne s'est pas bornée là. Il est évident qu'il a dû être plus tard un adjuvant des plus efficaces à l'action de l'arsenic, en favorisant, comme je l'ai montré dans mes précédentes observations, la régénération du sang, par l'influence qu'il exerce sur l'accroissement rapide de ses globules. Toutes ces circonstances se réunissent donc pour m'autoriser à recommander à mes anciens collègues, comme une mesure essentiellement utile, l'introduction du pain à l'eau de mer dans le régime ordinaire de la plupart des malades de nos asiles publics d'aliénés. Je crois pouvoir leur donner l'assurance que celui-ci fera beaucoup de bien au plus grand nombre, et ne nuira à personne.

J'ose donc affirmer, quoique je ne puisse m'appuyer encore que sur cette seule observation, que le nouveau pain rendra de très-grands services dans le traitement de *la folie asthénique*, aussi bien que dans celui des autres névroses essentielles.

Je dois faire cependant une exception des plus importantes, pour tous les cas dans lesquels la névrose n'était pas primitivement essentielle ou a cessé de l'être, et se complique d'une diathèse plus ou moins générale, ou d'une lésion grave et parfaitement déterminée d'un appareil organique, ou même d'un organe important. Il est clair que, dans le plus grand nombre de ces cas, le traitement devra viser avant tout la diathèse ou la lésion organique. Je n'ai donc pas à m'en occuper ici. Je dois ajouter cependant que le pain à l'eau de mer sera un adjuvant des plus utiles de ce traitement, et, à ce titre, pourra rendre encore des services très-sérieux. Il contribuera, dans une assez large mesure, à maintenir les forces du malade, ou à les ramener lorsqu'elles sont déjà perdues, en favorisant la digestion, si l'estomac lui-même n'est pas trop malade, et en rendant plus actives et plus complètes, la sanguification et toutes les autres fonctions de nutrition.

Il y aura donc tout avantage à le faire entrer dans le régime habituel des malades, chez lesquels on reconnaîtra quelques-uns des signes essentiels des diathèses *syphilitique, dartreuse, rhumatismale* et même *cancéreuse,* toutes les fois que ces signes ne seront pas très-anciens, et seront accompagnés de troubles évidents de la digestion et à l'hématose. Quant aux diathèses *scrofuleuse* et *tuberculeuse,* j'ai bien des motifs de croire que le nouveau pain est appelé à jouer un rôle prépondérant dans leur traitement, soit préservatif, chez les personnes qui y sont prédisposées, soit curatif, lorsqu'elles se sont déjà développées. J'en ai déjà dit quelques mots au commencement de ce chapitre, et j'ai promis d'y revenir. Le moment est donc venu de procéder à cette démonstration, que je vais essayer de faire aussi courte et aussi nette que possible.

§

Du pain à l'eau de mer dans le traitement de la diathèse scrofuleuse et de la phthisie pulmonaire.

On ne s'attend pas, je pense, à trouver ici une histoire générale des diathèses, histoire peu connue d'ailleurs, et qui m'éloignerait beaucoup trop de l'objet de ce livre. Je me bornerai à rappeler la signification du mot *diathèse*, et à rechercher si elle est applicable à la phthisie pulmonaire et à la scrofule.

« La diathèse, a dit Chomel, est une disposition en vertu de laquelle plusieurs organes, ou plusieurs points de l'économie, sont à la fois ou successivement le siége d'affections spontanées dans leur développement et identiques dans leur nature, lors même qu'elles se présentent sous des apparences diverses. »

Cette définition qui remonte à plus de quarante ans a un peu vieilli, et a été souvent critiquée. Cependant elle est encore la moins imparfaite qu'on ait trouvée jusqu'ici, surtout si on y ajoute cette condition essentielle, exigée d'ailleurs par Chomel, que les manifestations de la diathèse se soient développées sous l'influence d'une *cause interne commune.*

Ceci posé, il est de toute évidence que la scrofule est une diathèse. Car les observateurs de tous les temps s'accordent à reconnaître que les affections si diverses qui caractérisent cette maladie, et qui ont, simultanément ou successivement, pour siége, tantôt la peau ou les membranes muqueuses, tantôt les ganglions ou les vaisseaux lymphatiques et le tissu cellulaire ambiant, chez quelques-uns le système osseux, chez d'autres la trame même des différents viscères, que toutes ces affections, disons-nous, sont *le produit spontané d'une disposition spéciale de l'organisme* qui leur imprime des caractères communs tellement tranchés, qu'il suffit, le plus souvent, d'une seule de ces manifestations pour nous permettre d'en soupçonner ou même d'en affirmer la nature spécifique. Cette disposition spéciale de l'organisme n'est, en réalité, qu'une tendance plus ou moins prononcée à la production spontanée d'un certain ordre d'affections. Elle naît avec nous, et l'on peut dire qu'elle est constamment héréditaire. Mais s'ensuit-il de là que tous les gens qui sont nés de parents scrofuleux, tuberculeux, goutteux, soient nécessairement et fatalement condamnés à la scrofule, à la goutte ou à la phthisie pulmonaire? évidemment non. Cette tendance peut rester latente et inactive, pendant un temps indéterminé, et souvent pendant toute la vie.

Il n'est pas de médecin qui ne connaisse des familles dans lesquelles, à côté d'enfants morts avec tous les symptômes d'une diathèse, il a existé des frères et des sœurs qui en sont restés tout à fait indemnes pendant toute la durée d'une longue vie. Le nombre des individus qui échappent à cette fatalité est relativement considérable. Ces derniers, nés du même père et de la même mère, étaient certainement affligés des mêmes prédispositions que les premiers. D'où vient donc que leur sort a été si différent? Je suis obligé de reconnaître que nous l'ignorons absolument. Mais il ne ressort pas moins de ces faits cette conclusion consolante, qu'il doit être souvent possible au médecin de prévenir les manifestations d'une diathèse, dont il a des motifs sérieux de soupçonner l'existence cachée. Cette possibilité ne saurait être contestée, et impose aux parents des individus menacés, et plus encore à leur médecin, l'obligation d'agir promptement et d'appeler à leur aide tous les moyens hygiéniques ou thérapeutiques les plus propres à modifier profondément ces constitutions imparfaites et maladives. Ce précepte est surtout applicable à la diathèse scrofuleuse, dont les manifestations sont à craindre, comme personne ne l'ignore, dès la première enfance. Voyons donc comment et à l'aide de quels moyens, une prédisposition de ce genre étant donnée, on pourra en empêcher ou au moins en amoindrir le développement.

Les enfants menacés de scrofule présentent en général tous les caractères de la constitution lymphatique, plus ou moins exagérée et souvent portée à l'extrême. Ils sont faibles et délicats, paresseux et apathiques, au physique autant qu'au moral. Chez eux la vie languit et semble comme frappée d'une atonie insurmontable. Toutes les fonctions, la digestion surtout, manquent absolument d'énergie, et le mouvement de décomposition et de recomposition organique est trop lent, souvent irrégulier, inégal ou incomplet. Ces pauvres enfants ne se développent que difficilement et toujours plus tard que les autres. Ils sont ou trop grands ou trop petits; leur tête est trop grosse, leurs membres disproportionnés. Tout prouve que la partie solide et vivante du sang est plus faible que dans l'état normal, et que le sérum et la lymphe prédominent d'une façon désastreuse. Le fait a d'ailleurs été suffisamment démontré par un grand nombre d'observateurs, et entre autres par M. Lecanu, dans sa thèse, sur l'*étude chimique du sang humain*.

Voici un passage de cette thèse, qui jette une vive lumière sur le problème dont je cherche la solution.

« De ces résultats se déduisent naturellement ceux-ci :

» La proportion d'eau est plus faible, la proportion de matières fixes plus forte,

» La proportion de sérum est plus faible, et la proportion de globules plus forte,

» Dans le sang d'homme que dans le sang de femme;

» Dans le sang *d'individus sanguins*, que dans le sang *d'individus lymphatiques du même sexe* (1);

---

(1) Ces conclusions sont le résultat de nombreuses analyses comparatives qui ont donné les moyennes suivantes, en ce

» Dans le sang d'adultes que dans le sang d'enfants ou de vieillards (abstraction faite des premiers jours après la naissance);

» Dans le sang d'individus bien nourris que

---

qui concerne le sang dans les deux sexes, et celui des individus à tempérament sanguin comparé à celui des individus lymphatiques :

SEXES. — *Proportion du sérum.*

Chez l'homme........................	791,94
Chez la femme........................	821,76
Différence en faveur de la femme.	29,82

Proportion de l'albumine du sérum.

Chez l'homme........................	68,08
Chez la femme........................	66,94
Différence........................	1,14

Proportion des globules.

Chez l'homme........................	132,15
Chez la femme........................	99,16
Différence en faveur de l'homme..	32,98

TEMPÉRAMENTS. — *Proportion du sérum.*

Lymphatique..	chez l'homme............	800,56
	chez la femme............	803,71
Sanguin.......	chez l'homme............	786,58
	chez la femme............	793,00

dans le sang d'individus peu ou mal nourris.

» Ainsi les différences que présente dans sa constitution chimique le sang d'individus différents par le sexe, l'âge, le tempérament, le mode de nourriture, portent principalement et presque uniquement, dans l'état actuel de la science, sur les proportions relatives du sérum et des globules, c'est-à-dire sur celles de la partie liquide et de la partie solide, en suspension, dont la réunion constitue ce fluide vivant.

» Plus fort, je le répète,

Différence en moins pour le tempérament sanguin.

Chez l'homme........................	13,98
Chez la femme........................	10,70

La proportion de l'albumine est à peu près la même.

Proportion des globules.

Lymphatique..	chez l'homme.............	116,66
	chez la femme............	117,30
Sanguin.......	chez l'homme.............	136,49
	chez la femme............	126,17

Différence en plus pour le tempérament sanguin.

Chez l'homme........................	19,83
Chez la femme........................	8,87

» Chez l'homme que chez la femme;

» Chez les *sanguins* que chez les *lymphatiques;*

» Chez les adultes que chez les enfants et que chez les vieillards;

» Chez les individus bien nourris que chez les individus peu ou mal nourris;

» Plus forts aussi, d'après MM. Dumas et Prévost (*Archives de chimie et de physique*, tome XXIII, page 50);

» Chez les oiseaux que chez les autres animaux;

» Chez les carnivores que chez les herbivores;

» Au contraire, plus faible chez les animaux à sang froid que chez les autres;

» *La proportion des globules semblerait, par cela même, pouvoir servir de mesure à l'énergie vitale.* »

Cette dernière conclusion qui n'a jamais été contestée, que je sache, est d'une importance extrême dans la question qui nous occupe. S'il est vrai, en effet, que la proportion des globules, existant dans le sang d'un individu, soit la mesure de son énergie vitale, il est évident que l'homme à tempérament lymphatique, chez lequel, d'après les chiffres de M. Lecanu, cette proportion est, d'environ 15 p. 100 plus faible que chez l'homme à tempérament sanguin, doit nécessairement avoir une énergie vitale de beaucoup inférieure à celle de ce dernier. On comprend dès lors pourquoi, chez cet homme, les fonctions vitales s'accomplissent avec plus de difficulté et de lenteur, et d'où vient ce caractère de faiblesse et d'atonie que tout le monde s'accorde à reconnaître à la constitution lymphatique. Il est donc extrêmement probable que cette constitution n'est autre chose que le premier signe appréciable d'une sorte de dégénérescence de race, produite par l'ensemble des causes débilitantes qui ont agi, pendant une longue suite de générations, sur tous les individus issus d'une même souche, dégénérescence dont la scrofule et ses manifestations si diverses sont la dernière expression et le terme définitif.

Aussi cette diathèse est-elle, de l'aveu de tous, presque fatalement héréditaire et la cause la plus ordinaire de l'extinction des familles anciennes qui n'ont pas arrêté, à leur origine, les progrès de cette dégénérescence, en demandant à des croisements répétés l'influence vivifiante d'un sang nouveau, plus jeune et partant plus vigoureux. Les faits qui établissent cette thèse sont tellement évidents et si nombreux que des médecins n'ont pas craint de demander, au nom de l'intérêt social en péril, l'interdiction légale du mariage pour tous les individus qui ont eu, pendant leur enfance, ou présentent encore des signes évidents de scrofule.

« Il est plusieurs états de santé, écrivait, en 1844, le Dr Lugol, médecin de l'hôpital Saint-Louis, dont l'existence est facile à reconnaître, et à l'égard desquels il serait à désirer que la loi prononçât l'empêchement du mariage... En reconnaissant des cas d'empêchement, la loi atteindrait le mal à sa source ; elle préviendrait le progrès des maladies scrofuleuses, qui ont déjà envahi le cinquième au moins de la population, et qui sont incessamment importées, dans les familles saines, par le mariage ([1]). »

Et ailleurs : « C'est à la science qu'il appartient de préparer les voies d'une législation sur l'importante question de l'hérédité des maladies dans les familles. Les résultats des recherches auxquelles nous nous sommes livré, depuis de longues années, constatent les origines nombreuses des maladies scrofuleuses par la voie de la génération. La propagation de ces maladies par le mariage ressort si souvent et avec tant d'évidence des faits que nous avons analysés, dans cette dissertation, qu'on ne peut nier qu'un des grands intérêts de la société ne soit de régler le mariage à des conditions qui éloignent les causes héréditaires ([2]). »

Il y a beaucoup de vrai dans les réflexions qui précèdent, et l'auteur les appuie sur des faits incontestables et extrêmement nombreux. La

---

([1]) Dr Lugol, médecin de l'hôpital Saint-Louis. *Recherches et observations sur les causes des maladies scrofuleuses*, in-8°. Paris, 1844, p. 194.
([2]) Dr Lugol, *loc. cit.*, p. 169.

conclusion seule me paraît aussi injuste qu'exorbitante. Je crois qu'avec les meilleures intentions, notre confrère s'est trompé en attribuant à la science un rôle qui ne lui appartient pas. Qui me contredira si j'affirme qu'elle a pour mission d'éclairer les hommes sur leurs intérêts et plus encore sur leurs devoirs envers eux-mêmes et envers leurs semblables, et de leur montrer la voie qu'ils doivent suivre pour s'acquitter dignement et honnêtement de ces devoirs, lorsque surtout la santé et la vie des générations à venir, dépend de leur accomplissement? Il est évident qu'elle dépasserait le but à atteindre, et sortirait absolument de son rôle si elle voulait aller au delà, et cherchait à préparer les voies à une législation tyrannique, qui enlèverait à l'homme son libre arbitre, dans l'acte le plus essentiel de sa vie. La science a d'ailleurs une mission plus haute et plus digne d'elle, celle de chercher, jusqu'à ce qu'elle l'ait trouvé, le remède à l'aide duquel elle guérira le mal dont elle a étudié les conditions d'origine et constaté toute l'étendue.

C'est ce qu'elle a toujours fait, j'ai hâte de le le proclamer, avant comme depuis les travaux de Lugol, et malgré le découragement qui perce dans maint passage de son livre, ce médecin est loin d'avoir failli à ce devoir. En effet, c'est à lui surtout que nous devons l'introduction de l'iode et de ses dérivés, dans le traitement de ce qu'il appelait *les maladies scrofuleuses*. Mais malgré son efficacité aujourd'hui bien démontrée dans quelques-unes de ces maladies, l'iode, pas plus que son succédané, l'huile de foie de morue, n'est pas encore le véritable remède, le remède spécifique de la diathèse scrofuleuse, celui qui tôt ou tard délivrera l'humanité de ce fléau redoutable. Serai-je plus heureux que le médecin de l'hôpital Saint-Louis, en proposant aujourd'hui le pain à l'eau de mer, d'abord comme un agent préservatif capable de modifier favorablement et de transformer la constitution lymphatique, puis comme un moyen puissant de guérir la scrofule confirmée? Je l'espère beaucoup quoique je n'en aie pas fait l'expérience. Pour être complète et concluante, cette expérience exigera bien des années peut-être, et le concours d'un grand nombre d'observateurs. Les premiers essais sur l'emploi de l'iode dans le traitement de la scrofule remontent à 1825 et 1828, et aujourd'hui, après une expérimentation qui dure depuis plus de quarante ans, on n'est tout à fait fixé ni sur le degré d'utilité de cette médication, ni sur les manifestations diathésiques auxquelles elle convient. J'espère donc qu'on n'hésitera pas à expérimenter avec moi le pain à l'eau de mer, lorsqu'on connaîtra les motifs qui me déterminent à en conseiller l'emploi.

On m'accordera, en premier lieu, que ce que j'ai déjà dit de ce pain et de ses propriétés bienfaisantes, doit suffire pour rassurer les plus timorés, et les convaincre que l'usage n'en peut jamais nuire, et devra être nécessairement utile aux enfants prédisposés à la scrofule ou déjà atteints de ses premières manifestations.

On sait que chez ces enfants toutes les fonctions, la digestion surtout, sont frappées d'atonie, et que le mouvement d'assimilation est lent, irrégulier ou incomplet. Ils ne peuvent donc que gagner à suivre un régime qui activera et régularisera ces fonctions. Mais je vais plus loin et je dis que plus on étudie cette question, et plus on est convaincu qu'on n'a pas suffisamment tenu compte du rôle considérable, je pourrais dire prépondérant que la diminution des globules du sang joue dans la pathogénie des maladies chroniques. J'ai déjà fait voir toute l'importance de ce rôle dans la classe si nombreuse des névroses.

Voici maintenant une maladie diathésique, d'un ordre absolument différent, à laquelle il n'est pas possible, quelque attention qu'on y mette, de trouver une autre origine organique que cette sorte *d'arrêt de développement congénital des globules* qui a été constaté par M. Lecanu dans le sang des individus affligés d'un tempérament lymphatique, arrêt de développement qui augmente certainement, après la naissance, à mesure que l'enfant grandit, et que la tendance à la scrofule se prononce chez lui davantage.

Le fait est constant et l'interprétation que j'en donne me paraît indéniable. Cependant je suis heureux, pour en montrer mieux encore la gravité et l'importance capitale, de pouvoir mettre sous les yeux de mes lecteurs, le résumé d'un travail tout récent, fait par M. Quinquaud et communiqué à l'académie des sciences par M. Bouillaud, dans sa séance du 11 août dernier, sur *les variations de l'hémoglobine dans les maladies*[1]. Voici d'abord un tableau, que je copie textuellement, indiquant des poids d'hémoglobine dans diverses maladies.

---

[1] On a donné le nom d'*hémoglobine* à un principe immédiat cristalisable qu'on a découvert, depuis peu, dans les globules du sang et qui paraît en former la partie essentielle. La forme de ces cristaux varie suivant l'espèce animale qui a fourni le sang. Sa proportion est de 87 p. 100 environ, dans les globules du sang humain desséché. Elle en forme donc la plus grande partie.

C'est sur l'hémoglobine que se fixe l'oxygène pendant l'acte de la respiration; car il résulte des expériences de M. Gréhant, qu'elle en absorbe exactement le même volume que le sang qui a servi à sa préparation. C'est assez dire quel rôle important elle joue dans le mouvement nutritif, auquel elle apporte l'oxygène, son agent nécessaire, et sans lequel ce mouvement s'arrêterait immédiatement.

MALADIES DANS LESQUELLES ON A DOSÉ L'HÉMOGLOBINE.	1re Observ.		2e Observ.		3e Observ.		4e Observ.		5e Observ.		6e Observ.	
	Hém. p. 1000cc de sang	Oxyg. p. 100cc de sang	Hém. p. 1000cc de sang	Oxyg. p. 100cc de sang	Hém. p. 1000cc de sang	Oxyg. p. 100cc de sang	Hém. p. 1000cc de sang	Oxyg. p. 100cc de sang	Hém. p. 1000cc de sang	Oxyg. p. 100cc de sang	Hém. p. 1000cc de sang	Oxyg. p. 100cc de sang
Tuberculose chronique.... 1er degré	106	22	110	23	96	20	115	24	»	»	»	»
Tuberculose chronique.... 2e degré	86	18	106	22	110	23	86	18	»	»	»	»
Tuberculose chronique.... 3e degré	48	10	62	13	106	22	67	14	91	19	76	16
	12e jour.		8e jour.									
Granulie aiguë	101	21	76	16	72	15	81,7	17	»	»	»	»
	18e jour.		13e jour.		13e jour.		12e jour.		Convalesc.		15e jour.	
Fièvre thyphoïde grave	101	21	91	19	115	24	120	23	120	15	96	23
Carcinome viscéral	43	9	38	8	48	10	43	9	57	12	»	»
Maladie de Brigth (3e période)	106	22	110	23	81,7	17	96	20	86	18	»	»
Affections cardiaques (asystolie)	125	26	96	20	91	19	96	20	120	25	91	19
Dyssenterie aiguë	101	21	106	22	96	20	»	»	»	»	»	»
Pleurésie aiguë avec épanchement	81,7	17	91	19	86	18	»	»	»	»	»	»
Angéiocholite avec accès fébrile	86	18	81,7	17	»	»	»	»	»	»	»	»
Sclérose de la moelle épinière avec amaigrissement	91	19	96	20	101	21	»	»	»	»	»	»
Mal de Pott, abcès par congestion	72	15	67	14	72	15	»	»	»	»	»	»
Syphilis tertiaire (lésions osseuses)	91	19	96	20	86	18	81,7	17	»	»	»	»
Fièvre intermittente d'Afrique	86	18	91	19	86	18	»	»	»	»	»	»
Rhumatisme aigu (endochardite et pleurésie)	81,7	17	91	19	86	18	»	»	»	»	»	»
Périostite phlegmoneuse diffuse	86	18	76	16	»	»	»	»	»	»	»	»
Hystérie avec anémie	106	22	96	20	91	19	»	»	»	»	»	»
Chlorose	62	13	48	10	57	12	72	15	»	»	»	»
Epilepsie (pouls à 40 pulsations)	134	28	139	29	»	»	»	»	»	»	»	»
Pneumonie aiguë	96	20	106	22	101	21	»	»	»	»	»	»
Avortement	24	5	38	8	43	9	48	10	»	»	»	»

M. Quinquaud fait suivre ce tableau de quelques réflexions et conclusions, dont on me saura gré de rappeler les principales.

« Le chiffre de l'hémoglobine, dosée par la détermination de la quantité nécessaire de l'oxygène absorbé par le sang, chez un individu robuste, s'élève de 125 à 130 grammes pour 1000 grammes de sang; chez quelques sujets on trouve 115 grammes sans qu'il en résulte d'état pathologique bien net.

» Les variations de l'hémoglobine dans les maladies sont nombreuses, et leur étude nous a conduit à certaines déductions qui peuvent servir au diagnostic et au pronostic :

» 1° Le cancer, la chlorose, parfois la phthisie tuberculeuse au troisième degré sont les maladies qui abaissent le plus le chiffre de l'hémoglobine.

» 2° Dans les cas de certaines tumeurs viscérales, l'hémoglobine peut également servir au diagnostic; ainsi dans la carcinome elle tombe à quarante et même à trente-huit, tandis que, dans les autres tumeurs (kystes, tumeurs fibreuses), elle reste au niveau de quatre-vingts.

» 3° Lorsque chez une femme on hésite entre la chlorose ou la tuberculose au premier degré, le dosage de l'hémoglobine peut servir à faire le diagnostic différentiel; ainsi, en moyenne, dans la chlorose, l'hémoglobine descend à cinquante-sept, et dans la tuberculose, à cent environ.

» La méthode de dosage à l'hydrosulfite de de soude, employée dans ces recherches, a été décrite dans les comptes-rendus du 16 juin 1873; ce n'est que grâce au volume restreint de sang nécessaire (5 à 8 centimètres cubes) que ces dosages ont pu être poussés loin. »

Il est facile de voir que les chiffres et les observations de M. Quinquaud sont en parfaite concordance avec mes idées sur le rôle du sang dans la pathogénie des maladies chroniques, et leur donnent une consécration éclatante. Mais à mesure que les faits s'accumulent, la question s'élargit de plus en plus, et, dès à présent, il devient possible d'entrevoir l'existence d'une loi générale, qui devra réunir, un jour, dans une théorie commune, la genèse de toutes les maladies générales reconnaissant pour point de départ la diminution de l'énergie vitale, représentée elle-même par l'abaissement progressif du chiffre de l'hémoglobine. Comment cette cause unique peut-elle aboutir, tantôt à l'éréthisme nerveux et à tous les troubles qui le caractérisent, tantôt à un désordre des fonctions de nutrition, assez profond pour produire au sein de l'organisme ces dégénérescences de tissus ou ces formations nouvelles qui constituent la matière tuberculeuse, le cancer, les kystes, les tumeurs fibreuses, fibro-plastiques etc., etc? Comment ces vices de nutrition produisent-ils chez celui-ci plutôt que chez celui-là la matière scrofuleuse ou tuberculeuse, chez cet autre les tumeurs fibreuses ou cancéreuses? Pourquoi.....? Je n'en finirais pas si je voulais rappeler toutes les questions qui se pressent sous ma plume. Ce sont là des problèmes que le présent pose à l'avenir et qui seront certainement résolus tôt ou tard, peut-être même avant longtemps.

Mais en attendant ces solutions, aujourd'hui impossibles, ne serions-nous pas vraiment coupables si nous négligions de nous servir du peu que nous savons pour en retirer tout le bien qu'il peut donner? Nous constatons, par exemple, que toutes ces maladies présentent à notre observation, parmi les lésions et les symptômes si divers qui les caractérisent, un symptôme commun, l'appauvrissement du sang et la diminution graduelle de ses globules rouges. Nous constatons encore que, si cet état du sang persiste ou s'aggrave, les autres symptômes de chacune de ces maladies persistent aussi, à leur tour, et même se caractérisent de plus en plus. Nous voyons, d'un autre côté, que, dans un certain nombre de cas, si nous parvenons à rétablir dans le sang les globules qu'il a perdus, la stimulation plus énergique, que ce liquide apporte à toutes les fonctions, suffit pour ramener l'harmonie et la santé là où la vie semblait déjà compromise.

Ne sommes-nous pas autorisé dès lors à penser

que cette altération du sang est, dans tous les cas où son existence nous est démontrée, la cause première des désordres qui se sont développés sous nos yeux? Et ne sommes-nous pas encore plus autorisé à affirmer que, pour guérir nos malades et faire cesser tous ces désordres, tous nos efforts devront être dirigés, non contre ces derniers, comme on le fait tous les jours, mais bien contre la dépression de l'énergie vitale dont la diminution des globules sanguins nous révèle l'existence et nous donne la mesure?

Or, je crois avoir suffisamment démontré, dans mon étude sur les névroses, que le pain à l'eau de mer doit être considéré comme l'excitateur le plus puissant que nous connaissions de la formation des globules sanguins et de l'hématose. Je n'ai besion de rappeler, je pense, ni son influence si remarquable sur la digestion, ni l'expérience du Dr Plouviez, qui a vu augmenter de 10 p. 100 la proportion de ses globules sanguins, après avoir pris, tous les jours, pendant deux mois, dix grammes de sel marin de plus que de coutume (page 52). Il est donc certain que l'usage habituel de ce pain est indiqué et rendra des services signalés dans toutes ces maladies diathésiques dont je parlais tout à l'heure.

Mais ce précepte s'applique plus particulièrement à la scrofule et à la phthisie pulmonaire. Ici, du moins, je puis m'appuyer, pour en justifier la légitimité, sur autre chose que sur des inductions ou des vues théoriques. J'ai pour moi, en effet, et la tradition et l'expérience contemporaine. Les anciens avaient surtout en vue ces deux diathèses et leurs diverses manifestations, lorsqu'ils vantaient les vertus curatives de l'eau de mer et du sel marin, et énuméraient avec complaisance leurs nombreux usages en médecine. Ils savaient déjà que la respiration de l'air marin sur le bord de la mer ou pendant une longue navigation était utile aux phthisiques. « Que d'autres secours la mer présente encore ! En première ligne, figure la navigation recommandée, comme on l'a vu, aux phthisiques et à ceux qui crachent le sang. Annéus Gallèon en fit, il y a peu de temps, l'expérience au sortir de son consulat. On ne va pas tous les jours, en Égypte, pour le pays même, mais à cause de la longueur de ce voyage sur mer... » — (Pline, *Hist. nat.*, livre XXXI, chap. XXXIII.)

Ils savaient encore que l'eau de mer est un excellent résolutif. « Seule, l'eau de mer, selon les médecins, résout infailliblement *les tumeurs* ; bouillie avec de la farine, *elle dissipe les parotides*. Elle entre dans les emplâtres, surtout dans les emplâtres blancs, et dans les cataplasmes. Elle est bonne encore employée en douches... Quelques médecins l'administrent aussi en breuvage dans la fièvre quarte, dans les ténesmes, dans *les maladies des articulations*..... C'est de toutes les fomentations la meilleure, dit-on, pour les *engelures non crevassées*, les démangeaisons et les dartres..... On est plus de temps à se refroidir après un bain d'eau de mer chaude, qu'après tout autre bain. Les gonflements des seins, les maux d'entrailles, le marasme cèdent à l'emploi de ces bains. » (Pline, *Hist. nat.*, livre XXXI, chap. XXXIII.)

Comme les anciens, les modernes ont reconnu une grande utilité, pour le traitement de la scrofule et de la tuberculose, à l'eau de mer en bains chauds ou froids ou même prise en boisson, quand cela a été possible ([1]), et à toutes les eaux minérales dans lesquelles le sel marin prédomine. (*Eaux chlorurées sodiques.*) Aussi, de nos jours cette médication est-elle universellement adoptée en France aussi bien que dans le reste de l'Europe. S'il ne s'agit que du lymphatisme et de l'état scrofuleux simple et commençant : « L'enfance, à partir de l'âge de cinq ans, indique spécialement *les bains de mer*. Nous avons dit plus haut, pourquoi cet âge s'accommodait plus

---

([1]) J'ai signalé, déjà page 14, les résultats remarquables obtenus par l'administration des hôpitaux de Paris, en faisant transporter les enfans scrofuleux, confiés à ses soins, dans l'hôpital qu'elle a fait construire, sur les bords de l'Océan, auprès de Boulogne-sur-Mer.

particulièrement d'une telle médication. Mais ce sont les enfants lymphatiques et scrofuleux qui les supportent le mieux. « A la différence de la plupart des enfants, dit M. Gaudet, on peut dès le début, administrer hardiment les bains de mer froids aux scrofuleux du jeune âge, même par une température très-basse. »

« Cependant, il faut généralement éviter les bains de mer, chez les très-jeunes enfants, avant cinq ou six ans. La réaction est alors incertaine. En revanche, les eaux chlorurées sodiques fortes sont remarquablement supportées par eux, et ces enfants, trop jeunes ou trop faibles pour subir sans danger la médication marine, il ne faudra pas craindre de les soumettre à une médication chlorurée très-énergique. C'est ainsi que les plus petits enfants se trouvent très-bien des *eaux-mères* (1), que beaucoup d'adultes ne peuvent supporter (2). »

---

(1) On appelle *eau-mère*, le résidu d'évaporation des salines où l'on exploite le chlorure de sodium pour la consommation.

(2) Durand-Fardel. *Traité thérapeutique des eaux minérales*, in-8°, 1857, page 309.

S'agit-il, au contraire, de la scrofule confirmée et du traitement de ses manifestations les plus évidentes et les plus profondes : « Les eaux chlorurées sodiques, répondent formellement à l'indication de la scrofule. Leur composition intime bien plus que les propriétés excitantes et reconstituantes, dont elles font preuve en certains cas, leur crée en quelque sorte une action spéciale. C'est ce qui ressort de l'expérience et des faits pleins d'intérêt qu'a produits la discussion déjà citée. (*Annales de la Société d'hydrologie médicale de Paris*, tome V, pages 62 et suiv.) Nous aurons l'occasion, plus loin, de mettre ces eaux en parallèle avec celles des autres classes ; mais, sans sortir du point de vue général, il est urgent de bien poser la règle suivante de pratique : *Toutes les fois qu'il s'agira de rémédier à des affections scrofuleuses confirmées et profondes, et, par conséquent, empreintes du degré le moins contestable de constitutionalité, c'est aux eaux fortement minéralisées par le chlorure de sodium, qu'il faudra recourir.* La pratique de l'Allemagne nous a devancés à cet égard; les observations recueillies et poursuivies à *Kreuznach, Kissingen, Nauheim, Hambourg, Soden, Wiesbaden*, ne laissent aucun doute, depuis longtemps, sur l'appropriation de ces eaux, remarquablement riches en chlorures, au traitement de la scrofule. En France, l'attention des médecins s'est fixée tardivement sur les ressources que nous possédons à un titre égal, sinon supérieur, à l'étranger. *Balaruc, Bourbonne, Bourbon-l'Archambault, Niederbronn, la Bourboule, Lamotte*, peuvent certainement soutenir la comparaison avec les eaux de la Prusse et du duché de Nassau..... Ajoutons que, contrairement aux sources allemandes, quelques-unes de ces dernières, comme *Bourbonne, Bourbon-l'Archambault et Balaruc, sont notablement bromurées, et même un peu iodurées* (1). »

Ces citations, que je pourrais multiplier ainsi presqu'à l'infini (2), doivent suffire pour faire

---

(1) *Dictionnaire général des eaux minérales et d'hydrologie médicale*, tome II, page 748.

(2) Je demande grâce pour cette dernière qui résume, d'une

voir en quelle estime on tient les bains de mer et les eaux chlorurées sodiques, dans le traitement de la scrofule. Mais les bains de mer étant

---

manière remarquable, à propos des sources de Nauheim, les propriétés thérapeutiques et les indications principales des eaux chlorurées sodiques et par suite de l'eau de mer.

« Les manifestations de la scrofule et les affections dépendant de la diathèse lymphatique représentent la spécialisation la plus formelle de ces eaux. Elle concorde avec une minéralisation dans laquelle prédominent les chlorures, et en particulier le chlorure de sodium, à côté de principes ferrugineux bromurés, sans préjudice de la virtualité qu'on peut développer encore par l'addition des eaux-mères. D'une manière générale, les états chloro-anémiques, qui se relient au lymphatisme, devront être efficacement combattus à Nauheim; l'ingestion d'une eau à la fois laxative et tonique, et l'usage de bains fortifiants et révulsifs sont indiqués pour rendre à la nutrition sa régularité, par suite, pour rétablir les conditions normales du sang. La gastralgie, les troubles dyspeptiques et d'autres névralgies symptomatiques de la chlorose, cèdent dans les mêmes conditions.

« Nous en dirons autant des cachexies consécutives, soit à la syphilis, soit aux excès vénériens, dans lesquels il s'agit de remédier à un appauvrissement de l'organisme et de relever les forces radicales. N'en serait-il pas de même dans les cas de rhumatismes chroniques à forme goutteuse, dont il a été publié d'intéressantes observations à Nauheim. Du moins les succès, énoncés par M. Rotureau, se rapportent tellement à la cure d'affections cachectiques que l'on est en

généralement fort courts, les principes minéraux que l'eau renferme ne sont pas absorbés, et celle-ci n'agit que comme moyen hydrothérapique par la réaction générale qu'elle provoque. Ils ne peuvent guère être pris d'ailleurs que pendant une période très-courte de l'année, non plus que les eaux chlorurées sodiques, et exigent les uns et les autres un déplacement coûteux, qui en rend l'usage impossible au plus grand nombre ([1]). Ce sont là des obstacles sérieux qui

---

droit de se demander si la diathèse rhumatismale n'était pas subordonnée, dans ces faits, à l'affaiblissement général de l'organisme. Quoi qu'il en soit, ce traitement de certaines formes de rhumatisme par les eaux chlorurées sodiques fortes, mérite l'attention des médecins. Il en arrivera de même avec les paralysies, plutôt dues à une lésion dynamique qu'à une altération matérielle des centres nerveux. Enfin, à côté de ces propriétés réparatrices, on reconnait aux eaux de Nauheim une action résolutive et même fondante. » (*Dictionnaire général des eaux minérales et d'hydrologie médicale*, tome II, page 422.)

([1]) Je suis loin de contester cependant que ce déplacement ne soit par lui-même très-utile. Il opère un changement remarquable dans toutes les habitudes du malade, dans sa manière de vivre, dans les conditions hygiéniques au milieu

ont empêché, jusqu'à présent, la vulgarisation d'un mode de traitement cependant si précieux.

Mais il n'en sera plus longtemps ainsi. J'ai tout lieu d'espérer que la fabrication du nouveau pain pourra bientôt être faite sur une large échelle. Celui-ci deviendra ainsi accessible à tout le monde, et on administrera l'eau de mer, à l'intérieur sous une forme agréable, d'une manière suivie, pendant tout le temps qu'on le jugera

---

desquelles la maladie s'est développée. Il l'oblige à faire plus d'exercice et plus régulièrement, il lui donne un air nouveau et plus pur à respirer, il lui apporte des distractions de toutes sortes et surtout lui impose le repos de l'esprit et du corps. Ce sont là choses excellentes sans doute, mais qu'on peut trouver partout, en voyage. Presque toujours, d'ailleurs, les bons effets qu'on en attend sont beaucoup amoindris sinon tout à fait perdus, près des eaux minérales, par les ennuis de la cure et l'action trop excitante de ces eaux; ce qui résulte à peu près infailliblement de la détestable habitude qu'on a prise de ne donner que quelques jours à cette cure et d'en concentrer l'action dans une durée trop courte, au risque de déterminer des accidents graves ou des crises prématurées qui font souvent beaucoup de mal.

nécessaire, et mieux encore, sans déplacement. Enfin on n'a pas oublié, j'espère, que cette eau appartient à la classe des *eaux minérales chlorurées sodiques*, et *en est*, sans conteste, *le type le plus parfait*.

Comme en matière aussi importante trop de preuves ne sauraient nuire, je n'hésite pas à mettre sous les yeux de mes lecteurs le tableau suivant, dans lequel il leur sera facile de comparer la composition de l'eau de mer avec celle de deux autres eaux chlorurées sodiques, prises parmi les plus connues.

On sait que Kreuznach est l'une des stations les plus célèbres de l'Allemagne, et que ses sources sont réputées, parmi les plus efficaces, pour le traitement de la plupart des formes de la scrofule. On sait aussi que la source de Balaruc, située au bord de l'étang de Thau, renommée depuis longtemps pour le traitement des paralytiques, commence à être recherchée pour celui de la diathèse scrofuleuse.

Analyse de l'eau de mer prise à Arcachon, comparée avec celle de l'eau de Kreuznach (Prusse rhénane) *et de Balaruc* (France, Hérault), *chlorurées sodiques.*

	Eau de mer.	Eau de Kreuznach.	Eau de Balaruc.
Chlorure de sodium........	24gr 290	8gr 745	6gr 802
— de potassium......	0 470	0 074	» »
— de magnésium.....	3 334	0 488	1 074
— de calcium........	» »	1 600	» »
— de lithium.......	» »	0 073	» »
Carbonate de chaux........	0 092	0 203	0 270
— de magnésie......	» »	0 012	0 030
Sulfate de chaux..........	1 134	» »	0 803
— de magnésie........	2 031	» »	» »
— de potasse.........	» »	» »	0 053
Bromure de sodium........	0 283	» »	0 003
— de magnésium.....	» »	0 033	0 032
Iodure...................	traces	0 004	» »
Peroxyde de fer..........	0 003	» »	traces
Silice...................	» »	0 015	» »
Silicate de soude.........	» »	» »	0 013
Phosphate d'alumine.......	» »	0 003	» »
	31 637	11 256	9 080
	(Bouy.)	(Lœvig.)	(Marcel de Serres et L. Figuier.)

Il suffit de jeter un coup d'œil sur ce tableau pour se convaincre que l'eau de mer présente une composition beaucoup plus riche et plus complète que celle de Kreuznach ou de Balaruc.

On remarquera aussi que la proportion relative de quelques-uns de ses principes, des *chlorures de magnésium* et *de potassium*, des *sulfates de chaux et de magnésie*, et enfin *du bromure de sodium* y est beaucoup plus élevée que dans les autres. Cette remarque présente surtout un véritable intérêt en ce qui concerne le chlorure de potassium. On a constaté, en effet, dans ces derniers temps, que ce sel se localise, comme le fer, dans les globules du sang, et doit contribuer ainsi à entretenir les combustions organiques.

« Ainsi, d'après Schmitd, tandis que le sérum a donné pour 1,000 grammes dans l'analyse d'un sang, 0gr270 de chlorure de potassium, et 3gr417 de chlorure de sodium, les globules sanguins ont fourni 1gr353 de chlorure de potassium, et n'ont pas donné de chlorure de sodium [1]. » Le premier sel existant *à peu près exclusivement* dans les globules du sang, doit avoir sur l'hématose et sur la nutrition

[1] Dr Rabuteau, *loc. cit.*, page 122.

une action stimulante très-sérieuse dont les effets nous sont encore inconnus. Sa présence, dans le pain à l'eau de mer, dans une proportion relativement considérable (0,^{gr}090 par livre), ne peut donc être indifférente. La même réflexion s'applique au bromure de sodium, et même à l'iode, dont la proportion dans le pain est aussi beaucoup plus considérable (0^{gr}054 pour le bromure) que dans les eaux de Kreuznach et de Balaruc. Quelques médecins expliquent pourtant l'influence salutaire de ces eaux contre la scrofule, par les quantités presque infinitésimales de ces deux derniers principes qu'elles renferment.

J'avais donc raison lorsque je disais tout à l'heure que l'eau de mer doit être considérée comme l'agent le plus essentiel et le plus énergique du traitement, tant préservatif que curatif de la diathèse scrofuleuse. Si on s'est borné jusqu'ici à l'utiliser en bains ou en douches, c'est-à-dire sous la forme la plus grossière, c'est évidemment parce qu'il n'existait aucun moyen de l'administrer à l'intérieur, sous une forme possible et acceptable. Sa saveur amère, saumâtre et nauséabonde était un obstacle tellement puissant qu'on n'avait jamais essayé sérieusement de surmonter le dégoût qu'elle inspire.

Je me trompe cependant; et je dois dire quelques mots d'un essai fait, il y a près de quarante ans, par Pasquier qui « chargeait l'eau de mer de gaz acide carbonique, *pour faciliter sa conservation, la rendre transportable, et masquer sa saveur désagréable.* » Rayer fit, en 1843, à l'Académie de médecine, un excellent rapport sur la question, dans lequel on trouve les indications suivantes :

« M. Pasquier puise l'eau de mer à plusieurs kilomètres des côtes et à une certaine profondeur; il la filtre ensuite pour la dépouiller de toutes les substances animales et végétales qu'elle tient en suspension, et qui sont cause de *sa prompte altérabilité*; enfin il la charge de gaz acide carbonique. »

Les essais faits par M. Rayer prouvèrent :

« 1° Que l'eau de mer gazeuse était un purgatif

puissant; à la dose d'une bouteille elle avait purgé aussi bien qu'une même quantité d'eau de sedlitz à 32 grammes;

» 2° Que les malades la prenaient sans répugnance, et la trouvaient agréable au goût;

» 3° Qu'aucun accident, aucune incommodité n'avaient suivi son administration. »

Enfin Rayer concluait de ses observations, « que l'eau de mer épurée et gazeuse peut être employée avec avantage dans tous les cas où les purgatifs salins sont indiqués. Il avait remarqué, de plus, qu'elle avait *une action spéciale et favorable sur les individus atteints d'affections scrofuleuses.* »

Malgré ce rapport et cette dernière conclusion si encourageante, le procédé de Pasquier n'a eu aucun succès et est oublié aujourd'hui. Cela s'explique facilement, il me semble. Ce procédé était très-imparfait et devait rendre l'eau de mer fort coûteuse. Il était d'ailleurs à peu près inutile. Pourquoi prendre tant de soins, en effet, pour nous donner un purgatif salin de plus, lorsque nous en avons déjà tant d'autres qui le valent pour le moins, s'ils ne lui sont de beaucoup supérieurs? Le problème à résoudre n'était pas là, comme doivent le voir maintenant mes lecteurs, et M. Pasquier ne l'avait pas compris.

Je ne pense pas avoir besoin d'insister plus longtemps pour persuader à tous que, si le pain à l'eau de mer n'est pas le remède spécifique de la scrofule et de la phthisie pulmonaire, il est du moins un des moyens les plus énergiques de les prévenir, en modifiant profondément la constitution lymphatique, et de les combattre directement lorsqu'elles se sont développées. Je dis *la scrofule* et *la phthisie pulmonaire,* j'ajouterai même *le carreau, la méningite tuberculeuse* des enfants, etc., parce que, à l'exemple d'un grand nombre de médecins, je considère toutes ces maladies qui aboutissent à la formation et au dépôt, dans l'un quelconque de nos tissus ou de nos organes, de la matière tuberculeuse, comme n'étant en réalité que les manifestations diverses d'une seule et même diathèse. On n'attend pas de moi que je déduise longuement les motifs qui me portent à adopter cette opinion. Cette discussion m'entraînerait beaucoup trop loin. Je me contenterai de reproduire ici, pour l'édification de mes lecteurs, un résumé succinct de ces motifs que je trouve dans un excellent article publié, il y a près de quarante ans, dans un dictionnaire de médecine.

« Nous avons déjà plus d'une fois laissé entrevoir que nous regardions la phthisie, les scrofules et toutes les maladies tuberculeuses, comme étant de nature tout à fait identique et ne différant que par le siége; telle est, en effet, notre conviction. Elle repose sur les faits suivants : le même tempérament et les mêmes particularités d'âge et de sexe prédisposent à contracter ces maladies; les mêmes causes les produisent; elles impriment le même cachet à la constitution des individus qu'elles affectent; elles offrent les mêmes lésions anatomiques; lorsque la durée de l'une d'elles se prolonge, chez un malade, on ne tarde pas, en général, à voir s'y joindre des signes de l'une des autres; presque tous les enfants qui périssent par les scrofules ou par le carreau sont en même temps phthisiques; enfin, à quelque affection tuberculeuse qu'un individu succombe, il est rare que l'on ne rencontre pas des tubercules dans les poumons en même temps que dans les ganglions du cou ou dans ceux du mésentère, *et vice versâ*.

» La théorie que nous venons d'exposer est d'accord avec les faits, et donne une solution claire, facile et satisfaisante de toutes les questions que nous venons de traiter. Ainsi, l'état primitif et le siége des tubercules ne peuvent plus faire un objet de contestation; fournis par le sang, ils commencent nécessairement par être liquides, et peuvent indifféremment être déposés ou sécrétés dans tous les tissus élémentaires du poumon. On ne peut plus révoquer en doute la possibilité de l'infiltration de la matière tuberculeuse, car elle est une conséquence de son état primitif de liquidité, aussi bien que sa dissémination en gouttelettes, et son accumulation en masses de volumes divers. On comprend pourquoi les tubercules s'accroissent, en général, par l'addition de nouvelles molécules autour d'eux, et non par intus-susception à la manière des corps organisés. Mais on comprend, en même temps, qu'ils puissent augmenter par la sécrétion de nouvelles molécules, dans leur centre, tant qu'un vaisseau sanguin y pénètre et résiste à la destruction.

» Cette théorie nous dit que l'inflammation est, en général, étrangère à la formation des tubercules, et les faits nous ont tenu le même langage; mais elle nous dit aussi, et les faits le répètent, que l'inflammation peut suffire à les faire naître, si elle occupe, pendant une certaine durée, ou à de fréquentes reprises, une portion notable du parenchyme pulmonaire et le rend imperméable à l'air, parce que, agissant là sur l'organe principal de l'hématose, troublant dans sa source cette fonction importante et la rendant incomplète, elle exerce, en résultat, la même influence sur la composition du sang, que les causes générales de la phthisie, c'est-à-dire qu'elle diminue ses propriétés excitantes et la quantité de ses globules rouges, et augmente la proportion de son sérum. Elle nous explique l'apparition simultanée et quelquefois soudaine d'un grand nombre de tubercules au sein du même organe ou de plusieurs, par un état d'altération profonde du sang, ou, si on l'aime mieux, de saturation de ce liquide par la matière tuberculeuse, fait incompréhensible dans toutes les autres théories.

» Elle nous fait entrevoir la cause de l'état graisseux du foie si fréquent, chez les phthisiques, dans une véritable infiltration tuberculeuse de cet organe. Enfin il n'est pas jusqu'à la fonte du système musculaire si remarquable chez les phthisiques, dont elle ne nous montre la cause évidente, dans l'insuffisance qui se faisait déjà sentir, sur la nutrition de ces organes, avant l'invasion de la phthisie ; car nous avons vu que des formes grêles et des muscles à peine développés, étaient des signes de prédisposition à cette maladie. Nous pouvons donc regarder notre théorie comme vraie, puisque aucun fait ne la contredit, puisque aucun n'échappe à ses explications (1). »

La phthisie pulmonaire est donc une maladie générale, reconnaissant pour cause immédiate une altération du sang et de l'hématose(2),

---

(1) ROCHE. *Dictionnaire de Médecine et de Chirurgie pratiques*, article *phthisie*, tome XIII, page 43.

(2) Aux preuves rationnelles données par M. Roche de l'existence de cet appauvrissement du sang qui, selon lui, est la cause première de la diathèse tuberculeuse, je puis ajouter aujourd'hui des preuves directes et positives tirées du travail de M. Quinquaud dont le tableau de la page 191 nous donne un résumé si précieux.

Il résulte, en effet, des chiffres de M. Quinquaud que le chiffre de l'hémoglobine qui, dans l'état normal, est de 125 à 130 grammes par 1,000 grammes de sang, descend, en moyenne, à 107 grammes dans la phthisie au 1er degré, à 97 grammes dans la même maladie au 2e degré, et enfin à 71 grammes au 3e degré. Le minimum a été de 48 grammes. Ce même chiffre de l'hémoglobine est descendu à 70 grammes, dans le mal vertébral de Pott qui est, comme chacun sait, une maladie scrofuleuse.

Je n'ai pas besoin d'insister, je pense, sur la signification si claire de ces chiffres, et sur le caractère de certitude

avant, et souvent longtemps avant de devenir une maladie locale. Pour M. Roche, comme pour moi, la matière tuberculeuse, produite par un vice de nutrition, s'accumule dans le sang et peut y rester assez longtemps, à l'état latent, avant de se localiser dans le cerveau, dans les ganglions lymphatiques sous-cutanés, dans ceux du mésentère, dans le système osseux, et enfin dans les poumons et les intestins. Cette localisation, possible à peu près partout dans l'organisme, a des lieux d'élection que tout le monde connaît, et qui varient suivant l'âge des sujets. En même temps qu'elle est générale, la diathèse tuberculeuse est *asthénique* et ne devient inflammatoire que très-secondairement, et seulement lorsque la matière tuberculeuse s'est déposée, dans nos tissus, en quantité suffisante pour y

---

qu'ils ajoutent à toutes les idées que j'essaie de faire prévaloir dans ce livre. Je recommande à ce même point de vue, les chiffres du tableau de M. Quinquaud se rapportant au carcinome, à la sclérose de la moelle épinière, à la syphilis tertiaire, aux fièvres intermittentes d'Afrique, à l'hystérie, à la chlorose, à l'avortement.

déterminer cette irritation éliminatoire qui est toujours produite par la présence d'un corps étranger.

Ces considérations avaient tellement frappé M. Roche, qui était, on le sait, un des élèves les plus distingués et les plus enthousiastes de Broussais, qu'il n'avait pas hésité à se séparer de son maître, sur cette question si importante de doctrine. Il s'en sépare même si complètement, qu'il ne craint pas, alors que la doctrine de l'irritation régnait despotiquement dans la science et dans la pratique, de substituer au laitage, aux féculents et au régime végétal, dans le traitement de la phthisie, les toniques, les amers et les stimulants.

Il est facile de comprendre combien l'opinion d'un médecin comme M. Roche, c'est-à-dire d'un partisan convaincu de la doctrine de Broussais, devait avoir de prix pour moi. Elle confirmait et consacrait toutes mes idées sur cette même question, avec d'autant plus d'autorité qu'il avait eu plus de préjugés à surmonter avant de se déterminer à l'adopter. C'est ce qui m'a engagé à en mettre l'expression, si nette et si ferme, sous les yeux de mes lecteurs. Car elle devait m'aider, plus que celle de tout autre médecin, à porter la conviction dans leur esprit. Mais M. Roche ne s'en est pas tenu à la théorie; quelques pages plus loin, il raconte comment il est passé résolûment à la pratique, *et cela n'a pas nui,* ajoute-t-il, *comme les idées régnantes dont j'étais imbu me le faisaient craindre.* Aussi suis-je heureux de trouver encore dans son travail le passage suivant, que je m'empresse de rappeler :

« J'ai prescrit le chlorure de sodium à la dose de deux gros (8 grammes) par jour dans les tisanes, *parce que j'avais lu qu'on en retirait parfois de bons effets dans les scrofules :* enfin j'ai essayé le suc de cresson ([1]) et le sirop antiscor-

([1]) Ai-je besoin de rappeler que le cresson, et avec lui toutes les plantes de la famille des crucifères, contiennent une forte proportion de sel marin?

butique. Sous l'influence de cette médication, secondée par le traitement local ordinaire de la phthisie, je crois bien fermement avoir enrayé la marche de la maladie chez deux sujets qui toussaient depuis longtemps, qui avaient craché plusieurs fois un peu de sang, qui avaient de la fièvre, de l'oppression, des redoublements vers le soir, des sueurs nocturnes, et étaient amaigris d'une manière notable. Les accidents n'ont pas reparu depuis dix-huit mois pour l'un, depuis à peu près un an pour l'autre [1]. »

Voilà donc M. Roche qui, « après avoir lu qu'on retirait parfois de bons effets du sel marin dans les scrofules, » l'a essayé contre la phthisie, et en a obtenu des effets excellents. Le sel peut donc être très-utile aussi bien aux phthisiques qu'aux scrofuleux, et même en guérir un certain nombre. Quelques années après, mon excellent confrère et ami, le Dr Amédée Latour, fondateur

---

[1] Roche. *Loc. cit.*, page 51.

et rédacteur en chef de l'*Union médicale*, a fait connaître toute une méthode de traitement de cette terrible maladie, dont le chlorure de sodium est l'agent le plus important. Après bien des essais et des tâtonnements plus ou moins encourageants, M. Latour eut l'idée ingénieuse de nourrir une chèvre avec des aliments additionnés de ce sel, et d'administrer à des phthisiques le lait de cette chèvre, à la dose de un à deux litres par jour. Une partie du sel absorbé par l'animal passe dans son lait, après avoir subi une première élaboration vitale, et acquiert ainsi des propriétés vraiment merveilleuses.

« Le premier effet de l'usage du lait de chèvre au chlorure de sodium est de calmer et d'éteindre l'état inflammatoire plus ou moins prononcé, mais si fréquent de l'estomac, chez les phthisiques. Avec la disparition de cet état, l'appétit revient quand il est perdu, les digestions se régularisent, l'état fébrile se modère, les quintes de toux deviennent plus courtes et plus rares, les sueurs nocturnes moins abondantes et le sommeil plus réparateur ([1]). »

Comme M. Roche, M. Latour est convaincu que la phthisie est *une maladie essentiellement générale, une diathèse, une maladie des humeurs, une maladie du sang*. « Ce n'est pas le poumon, dit-il, qui sécrète les tubercules, c'est le sang qui les dépose dans ces organes d'abord, et ailleurs ensuite; car la belle loi anatomique, proposée par M. Louis, est aussi vraie et aussi générale que peut l'être une loi pathologique, qui ne sera jamais qu'un fait très-général susceptible d'exceptions.

» On est phthisique avant d'avoir des tubercules, c'est-à-dire que le sang présente déjà cette condition en vertu de laquelle, dans un temps donné, il laissera se déposer sur le poumon cet élément terrible dont les évolutions, si bien étudiées par le microscope et le scapel constituent les phases anatomiques de la maladie locale.

([1]) *Note sur le traitement de la phthisie pulmonaire*, par le Dr Amédée Latour. Brochure in-8o, Paris, 1857, page 13.

» De cette manière de comprendre la maladie résulte une thérapeutique plus en rapport avec sa nature. Ce n'est plus seulement l'élément local qu'il s'agit de modifier, mais surtout, et avant tout, l'élément général, c'est-à-dire le sang, dont l'altération vient si fatalement retentir sur le poumon. » (P. 15.)

Or, pour arriver à ce résultat, M. le Dr Latour croit, et il promet d'en dire ailleurs ses motifs, « que le chlorure de sodium est un des modificateurs les plus puissants de l'économie que nous connaissions. » Mais il croit aussi « qu'avec l'action de ce modificateur, il faut combiner d'autres actions puissantes aussi, telles que l'alimentation, l'habitation et le climat, l'emploi de certains médicaments, etc., etc. »

Notre honorable confrère n'a pas encore fait connaître, que je le sache du moins, les motifs qu'il a de considérer *le sel marin* comme l'un des modificateurs les plus puissants de l'économie. Mais il a fait mieux, il a prouvé que cela est vrai, en guérissant, par la médication au lait chloruré, un certain nombre de malades, qui, selon toutes les probabilités, étaient déjà voués à une mort certaine. « Les moyens que je conseille ont été employés avec succès dans plusieurs familles, où la maladie était manifestement héréditaire, et où elle avait fait déjà plusieurs victimes. Je possède, dans mes observations, des faits de guérison, datant de quinze à dix-huit ans, et qui concernent des jeunes gens parcourant aujourd'hui avec succès des carrières honorables, ou de jeunes demoiselles qui se sont mariées et sont mères de famille. Mes faits les plus récents datent de quelques mois, et ces faits me corroborent de plus en plus dans mes convictions. » (Page 8.)

Les succès si remarquables obtenus par cette médication, ajoutés à toutes les considérations que j'ai déjà fait valoir, doivent suffire, il me semble, pour faire cesser tous les doutes sur l'efficacité du mode de traitement que je propose. Je dois faire observer, d'un autre côté, que le pain à l'eau de mer a sur le lait chloruré un avantage immense, celui d'être à la portée de tout le monde, des plus pauvres comme des plus riches, tandis que ce dernier, « au grand regret de son inventeur, n'est accessible qu'aux classes aisées ou riches. » (Page 12.) Je peux donc arrêter là ma démonstration et la regarder comme définitivement acquise.

Ainsi tout m'autorise à conclure de cette longue discussion :

1° Que le pain à l'eau de mer doit être considéré comme un préservatif précieux contre la diathèse tuberculeuse envisagée de la manière la plus générale. Son usage habituel est donc formellement indiqué pour tous les enfants chez lesquels un tempérament et une constitution lymphatiques, alliés à des prédispositions héréditaires, permettent d'en soupçonner l'existence.

2° Qu'il est encore indiqué comme un remède des plus utiles contre les manifestations de cette diathèse, depuis le simple engorgement des ganglions lymphatiques sous-cutanés, jusqu'à sa dernière et plus cruelle expression, la phthisie pulmonaire.

J'ai déjà indiqué, avec détail, à propos des névroses, quelles sont, à mon avis, les règles à suivre pour instituer cette médication de façon à en tirer le meilleur parti possible. Je n'ai donc pas à y revenir. Ces règles, d'ailleurs, ne peuvent que varier beaucoup dans leur application à chaque cas particulier. C'est au médecin, et au médecin seul qu'il appartient d'en juger. C'est lui encore qui seul peut combiner en toute sûreté l'emploi du nouveau pain, avec celui des agents hygiéniques ou thérapeutiques que des circonstances spéciales peuvent rendre nécessaires, lorsqu'il s'agit de combattre la scrofule ou la phthisie confirmées.

Avant determiner ces considérations, je désirerais vivement pouvoir les appuyer sur un certain nombre de faits particuliers, observés et recueillis avec soin et présentant tous les caractères d'authenticité désirables. Mais tout le monde sait combien ces conditions sont difficiles, ou, pour mieux dire, impossibles à réaliser dans une station balnéaire, où les malades vous arrivent de loin et sans que vous les connaissiez déjà, où ils restent pendant quelques jours ou, au plus, pendant quelques semaines, et d'où ils partent souvent sans vous prévenir, vous laissant presque toujours sans nouvelles ultérieures de leur état. Les faits recueillis dans un pareil milieu sont nécessairement tronqués ou incomplets, et ne peuvent avoir aucune valeur scientifique sérieuse. Mieux vaut donc en rester là et m'abstenir tout à fait. Cependant je demande encore aux lecteurs quelques instants de bienveillante attention. Car je ne peux pas terminer ce livre sans leur dire quelques mots d'une autre maladie diathésique dans le traitement de laquelle le sel marin a été employé avec succès; je veux parler du *diabète sucré*.

§ V. *Du pain à l'eau de mer dans le traitement du diabète.*

Il est généralement reconnu que les aliments féculents ou sucrés doivent être exclus avec le plus grand soin du régime des diabétiques. Il semblerait donc *à priori*, que le pain à l'eau de mer devrait être plus nuisible qu'utile dans le traitement de cette maladie. Cependant je trouve, dans les *Éléments de thérapeutique et de pharmacologie* du docteur Rabuteau, le passage suivant que je transcris sans aucun changement :

En 1842, Martin-Solon essayait l'emploi du sel marin dans le diabète, à l'hôpital Beaujon, et chez trois malades qu'il soumettait, à cette époque, à l'usage du chlorure de sodium, ce médicament diminua la proportion du sucre. Donné en même temps que le pain, le sel contre-balançait l'influence pernicieuse de cet aliment féculent. Martin-Solon, continua ses essais, et s'il vit ce traitement échouer chez des malades indociles, il obtint ailleurs des guérisons définitives, entre autres, chez un malade, traité par le chlorure de sodium et par la limonade chlorhydrique. Quelque temps après, Coutant rapportait, dans sa thèse inaugurale, quelques observations sur les bons effets du sel marin dans cette maladie. Bouchardat a reconnu, de son côté, que le sel marin constituait, dans le traitement de la glycosurie, un adjuvant utile, et que, par l'emploi de ce seul moyen, on voyait très-souvent la quantité de glycose diminuer dans l'urine. » (Page 106.)

J'ai peine à comprendre qu'un homme de la valeur de Martin-Solon, n'ait pas poursuivi des essais qui lui avaient donné des résultats si encourageants. Comment avait-il été conduit à les entreprendre? Pourquoi les a-t-il interrompus à peine commencés? Est-ce découragement ou bien peut-être manque absolu d'occasions nouvelles? Toujours est-il qu'on ne saurait trop regretter qu'il n'y ait pas été donné d'autre suite (1). S'il avait vécu, il est probable qu'il aurait repris ces expériences, après les découvertes faites dans ces derniers temps sur la pathogénie

(1) Si mes souvenirs ne me trompent pas, il me semble que c'est à peu près à cette époque que notre regrettable confrère a été atteint de la triste maladie qui devait l'emporter, après de longues souffrances.

du diabète, ou, en d'autres termes, sur la connaissance des conditions pathologiques et du point de départ organique de cette maladie. Le problème n'est pas encore complètement résolu; mais il est à l'ordre du jour des physiologistes et des médecins de tous les pays, et il est permis d'espérer que la solution ne se fera pas longtemps attendre. Je vais donc essayer de résumer le plus brièvement possible ces découvertes et d'en montrer toute l'importance. On comprendra ensuite, j'espère, combien les essais de Martin-Solon étaient rationnels, et pourquoi le pain à l'eau de mer peut aider à guérir un certain nombre, sinon tous les diabétiques.

On sait, depuis assez longtemps, que les aliments féculents doivent, avant d'être absorbés et de pénétrer dans le système vasculaire, subir, dans l'estomac et les intestins, une première élaboration en vertu de laquelle ils sont transformés en glycose ou sucre de raisin. On a cru d'abord, avec Liebig, que cette glycose est brûlée, en totalité, dans le sang pour faire de la chaleur, et est éliminée par les poumons sous forme d'eau et de gaz acide carbonique. On a reconnu, en effet, que, dans l'état normal, il n'existe que des traces à peine appréciables de glycose, soit dans le sang, soit dans l'urine. Mais il a été démontré, d'un autre côté, qu'on trouve, dans le foie et dans d'autres organes ou tissus, une grande quantité de matière glycogène ou amylacée que M. Rouget a nommée *zoamyline*, et qui augmente dans une proportion considérable sous l'influence d'une alimentation exclusivement féculente. D'où cette conséquence nécessaire que la glycose, introduite dans le sang par la digestion, n'y est pas brûlée, en entier, mais qu'une partie, au moins, reproduit de la matière glycogène, aussitôt après avoir été absorbée, et est assimilée sous cette forme. Enfin on a encore démontré que les matières amylacées et sucrées ne sont pas la seule source de la matière glycogène qui existe dans nos tissus; il est certain que cette substance peut encore provenir des aliments azotés ou matières albuminoïdes.

Essayons maintenant d'appliquer ces notions à la pathogénie du diabète. Il importe, avant tout, de distinguer avec soin le diabète proprement dit, de la *Glycosurie*, qui n'est en réalité qu'un symptôme indiquant la présence dans l'urine d'une quantité anormale de glycose. Il faut réserver le nom de *diabète sucré*, ou simplement *diabète*, « à une maladie constitutionnelle caractérisée par une glycosurie persistante, par l'augmentation de la sécrétion urinaire, de la soif et de l'appétit, et par un amaigrissement plus ou moins rapide. »

La glycosurie peut être accidentelle et tout à fait passagère; dans ce cas, elle n'est pas une maladie. Pour qu'il y ait maladie, il faut que la glycosurie soit produite par un état pathologique de l'organisme, en vertu duquel la transformation de la glycose en matière glycogène assimilable, devient difficile ou impossible; ce qui rend nécessaire son élimination partielle ou totale par les urines. A ce degré, la maladie est encore peu grave; elle peut même durer très-longtemps, souvent plusieurs années, sans amener aucune altération sérieuse dans le fonctionnement des organes les plus essentiels à la vie. Aussi arrive-t-il trop fréquemment qu'elle est méconnue, malgré la présence de quelques signes révélateurs, cependant assez significatifs, tels que la sécheresse de la bouche, la soif ardente, l'abondance anormale des urines, l'état poisseux du linge, etc. Un médecin attentif ne négligera jamais ces signes et, pour peu qu'ils durent, il s'empressera de rechercher la présence du sucre dans l'urine, qui, dans ce cas, doit toujours être soupçonnée. Il y a à cette recherche d'autant plus d'intérêt, que la maladie peut encore être guérie ou, au moins, maintenue très-longtemps stationnaire, tant qu'elle n'a pas dépassé cette première période. Il suffit, en effet, le plus ordinairement, de bannir avec soin tous les aliments féculents ou sucrés du régime de ces malades, pour les conduire au but désiré.

Mais, si la maladie se prolonge, il arrive un moment où le sucre se montre de nouveau du augmente dans l'urine malgré le régime animal le plus rigoureux. Il est évident que l'altération de la nutrition s'est aggravée et que le sucre excrété est formé aux dépens de quelques-uns des éléments de la viande ingérée. Nous avons vu plus haut que ces éléments n'étaient autres que les principes albuminoïdes. On sait que cette seconde période de la maladie s'accompagne ordinairement d'une exagération très-remarquable de l'appétit, ce qui s'explique parfaitement par ce seul fait, mis hors de doute par Griésinger, que, chez certains sujets, plus des trois cinquièmes des matières albuminoïdes solides, contenues dans la viande, sont ainsi transformées en sucre et éliminées.

Tant que l'appétit se maintient, tant que la digestion se fait régulièrement, les malades e uvent encore résister des mois et même des années, sans amaigrissement notable, à cette énorme déperdition de substance. Mais les organes digestifs ne peuvent résister indéfiniment au surcroît d'activité qui leur est ainsi demandé.

Après un temps d'une durée très-variable, suivant la force des sujets, il survient de la dyspepsie avec pesanteur épigastrique, de la gastralgie, de la diarrhée, plus souvent des vomissements, etc. En même temps la glycosurie augmente, et, chose plus grave encore, l'excrétion de l'urée est accrue dans une proportion souvent considérable. Alors le malade maigrit rapidement, et la consomption diabétique devient rapide et inévitable; car la formation du sucre et de l'urée éliminés par les reins, se fait beaucoup plus aux dépens du malade et de sa propre substance, qu'aux dépens des aliments. Il y a, chez lui, une véritable *autophagie,* ou, en d'autres termes, une diminution de l'assimilation correspondant à une augmentation considérable de la désassimilation.

Le diabète est donc une maladie de la nutrition consistant : En premier lieu, dans l'arrêt de l'assimilation de la glycose, introduite dans le sang par la digestion des aliments féculents et sucrés et dans son élimination par les urines;

plus tard, dans la transformation en sucre des matières albuminoïdes ingérées par l'alimentation, et plus tard encore, dans la désassimilation, de plus en plus prononcée, des tissus contenant de la matière glycogène, qui entraîne, comme conséquence inévitable, la désassimilation des tissus azotés.

Là s'arrêtent nos connaissances positives, tant sur l'évolution des aliments féculents et sucrés, dans l'organisme humain, que sur les troubles de toute nature, que le diabète ou la présence anormale et persistante du sucre, dans le sang, imprime à cette évolution. Il est facile de voir qu'il nous reste encore une inconnue à dégager, et que cette inconnue est, sans contredit, la plus importante. Il reste à trouver quelle est la cause prochaine et déterminante de l'arrêt dans l'assimilation des matières féculentes et sucrées, et plus tard de la désassimilation des tissus à glycogène, amenant avec elles cette perversion de toutes les fonctions de nutrition, qui aboutit inévitablement à la mort, si on ne parvient pas à l'arrêter dans sa marche lente, très-lente même assez souvent, mais inexorablement progressive.

Malheureusement, nous n'avons, pour nous guider dans cette recherche, que quelques observations sur la valeur desquelles on est bien loin d'être d'accord, ou des hypothèses encore plus contestables. Cependant, peut-être serait-il possible de découvrir, dans l'histoire générale de cette étrange maladie, quelques faits, encore inexpliqués, qui me semblent de nature à nous mettre sur la voie de ce que nous cherchons. Que penser, en effet, de l'augmentation énorme, dans l'urine des diabétiques, de certains de ses principes minéraux qui a été constatée par un grand nombre d'observateurs? Je ne saurais trop recommander à mes lecteurs le passage suivant, que je trouve dans un excellent article sur le diabète, publié dans le *Nouveau Dictionnaire de médecine et de chirurgie pratique :*

« L'acide phosphorique n'oscille que dans des limites fort étroites autour de sa moyenne normale, $3^{gr}15$; mais, d'après Böcker et Mosler, les sulfates évalués en acide sulfurique subissent une augmentation du double. Au lieu de 2 grammes, chiffre physiologique, on trouve 4 et 5 grammes, et des observations de Thierfelder et Ulhe ont établi que les chlorures présentent un accroissement bien plus considérable encore : évalués en chlorure de sodium, ils ont, pour moyenne à l'état sain 11 grammes en vingt-quatre heures, et les observateurs cités ont trouvé chez les diabétiques jusqu'à 36 grammes. Auffan pense que l'augmentation est liée à une aggravation dans les symptômes de la maladie; tout au moins les a-t-il vus, dans un cas, augmenter ou diminuer selon que les phénomènes s'aggravaient ou s'amélioraient. Au rapport de Jordao, une analyse de Bettamio d'Almeida confirme le fait signalé par Auffan. Le médecin portugais a vu le chiffre des chlorures se maintenir à 23gr2, pendant que l'urine du malade contenait 47 de sucre ([1]). »

([1]) *Nouveau dictionnaire de médecine et de chirurgie pratique*. Tome onzième, article *diabète*, page 256.

Il est donc certain que l'élimination, par les reins, des chlorures de sodium et de potassium augmente dans une proportion très-grande chez les diabétiques. D'où il suit que le chiffre de ces sels doit diminuer, d'une proportion équivalente, dans le sang et dans tous les tissus de leur corps. Mais nous avons surabondamment démontré, dans plusieurs endroits de ce livre et notamment à la page 44, que les chlorures sont les éléments nécessaires de la vie normale du sang, et que la *suppression du sel marin dans l'alimentation est promptement suivie d'une altération grave de la santé*. Il est dès lors extrêmement probable que cette diminution, plus ou moins forte des chlorures, dans le sang des diabétiques, doit avoir une influence des plus sérieuses sur les phénomènes de combustion et de transforma-

---

(1) Cet excellent article de M. le Dr Jaccoud est le travail le plus complet et le plus intéressant que je connaisse sur cette question encore si obscure du diabète. Je me fais un devoir d'y renvoyer ceux de mes lecteurs qui désireraient étudier plus complètement cette maladie.

tion qui se passent dans l'organisme, et n'est pas étrangère à l'arrêt d'assimilation des aliments féculents ou sucrés, ou à la désassimilation des tissus à glycogène. Ce n'est encore là, il est vrai, qu'une conjecture. Mais nous allons voir que cette conjecture devient une vérité à peu près démontrée lorsqu'on rapproche les observations cliniques des faits physiologiques que je viens de rappeler.

Les guérisons ou améliorations obtenues par Martin-Solon sous l'action du sel marin et de l'acide hydrochlorique, sont déjà très-significatives. Mais il y a beaucoup mieux; tous les praticiens s'accordent pour reconnaître une très-grande utilité aux *alcalins* dans le traitement de cette maladie. « Alors même qu'ils ne guérissent pas ils soulagent toujours et améliorent notablement l'état des malades, et cela *parce qu'ils rendent les digestions meilleures, les fonctions intestinales plus régulières et la soif moins vive* [1]. » Or, on sait maintenant que les carbonates

[1] Jaccoud, *loc. cit.*, p. 318.

alcalins, « lorsqu'ils sont administrés *à faible dose*, se transforment en chlorures, dans l'estomac, au contact de l'acide chlorhydrique du suc gastrique. Ainsi, le bicarbonate de soude devient du chlorure de sodium, le bicarbonate de potasse, du chlorure de potassium, le sesquicarbonate d'ammoniaque, de chlorure d'ammonium (1). »

Il suit de là que les alcalins, pris à faible dose, agissent sur l'économie non comme alcalins, mais comme chlorures, ce qui est fort différent et rend parfaitement compte de la singulière divergence qui existe entre les médecins sur les propriétés physiologiques ou thérapeutiques de ces médicaments et plus spécialement de l'eau de Vichy. Ces propriétés sont, en effet, absolument contraires selon le mode d'administration : « Administrés à *haute dose*, les alcalins ne peuvent se transformer que partiellement en chlorures dans l'estomac ; la majeure partie est

(1) Dr Rabuteau, *Loc. cit.*, page 255.

absorbée en nature : le sang devient alors plus alcalin et les urines, d'acides qu'elles sont normalement, deviennent neutres, puis alcalines. Toutefois, pour que ce dernier résultat soit atteint, il faut que les carbonates aient été pris à des doses assez fortes (1). »

La dose qu'il ne faudrait pas dépasser serait d'environ 5 grammes pour les bicarbonates de soude ou de potasse, ou d'un peu plus d'un litre d'eau de Vichy par jour. Au delà de cette dose, l'action propre des alcalins sur le sang ne tarde pas à se produire, et l'on sait que cette action est tout à fait différente de celle qu'on recherche dans le diabète et dans les autres maladies asthéniques que l'on traite à Vichy. Car il a été démontré, par des expériences directes et par les observations cliniques, que loin d'augmenter la combustion et de donner plus de vitalité à l'organisme, les alcalins agissent comme antiphlogistiques dans certaines maladies essentiellement

(1) Dr Rabuteau, *loc. cit.*, p. 256.

inflammatoires et produisent, lorsqu'on en abuse, l'anémie, la faiblesse, et à la longue une véritable cachexie qu'on a désignée sous le nom de *cachexie alcaline.*

Tout ce qu'on a dit jusqu'ici de l'utilité des alcalins dans le traitement du diabète s'appliquait donc en réalité aux chlorures qui sont formés, dans l'estomac, aux dépens des alcalins au contact de l'acide chlorhydrique du suc gastrique. D'où il suit qu'il y aura tout avantage à employer directement les chlorures, et mieux encore à remplacer les uns et les autres par l'eau de mer ou par le pain fait avec cette eau. Martin-Solon n'avait-il pas remarqué déjà que le sel qu'il faisait prendre à ses malades, contrebalançait la mauvaise influence du pain, qui pouvait être ainsi conservé dans l'alimentation.

Je dois reconnaître cependant que les questions qui se rapportent à la diminution de la proportion normale du chlorure de sodium dans le sang des diabétiques, ne sont pas encore tout à fait résolues. Car il reste à découvrir à quel degré du diabète correspond l'élimination exagérée et tout à fait anormale du sel marin que j'ai signalée plus haut, et si elle est la cause ou l'effet des phénomènes de la maladie. Tout me porte à croire que cette élimination précède l'invasion de la glycosurie, qu'elle l'accompagne dans sa marche et en suit, avec régularité, toutes les variations, et qu'enfin elle en est la cause prochaine et déterminante. Mais une observation ultérieure peut seule nous dire si je suis on non dans le vrai.

En attendant, voici encore un fait, relevé tout récemment, qui différent en apparence, pourrait fort bien dépendre de la même cause : « Un diabétique, quoique consommant beaucoup plus d'aliments qu'un individu sain, n'absorbe cependant pas plus d'oxygène et ne produit pas plus d'acide carbonique. » Ce fait, qui a été constaté par Pettenkofer et Voit, et ensuite par Huppert, prouverait, selon ces savants, que si le sucre n'est pas brûlé chez ce malade, c'est parce qu'il y a un défaut de rapport entre la quantité d'oxygène absorbé, et celle des aliments ingérés. Cela doit être ainsi, mais n'éclaircit pas beaucoup la question. Car on ne voit pas mieux pourquoi : « Les globules du sang, *quoique normaux quant à leur nombre,* ne possèdent pas au même degré que dans l'état sain la faculté de fixer l'oxygène. »

La réponse à cette question me semble maintenant des plus simples. S'il est vrai, en effet, comme je viens de le prouver, que la proportion de sel marin nécessaire à la constitution normale du sang, à peu près invariable dans l'état sain, diminue notablement chez les diabétiques, n'est-il pas évident que les globules de leur sang, privés de leur stimulant physiologique le plus puissant, doivent, non-seulement perdre une partie de leur faculté d'absorption de l'oxygène, mais encore diminuer en nombre, pour peu que cet état se prolonge?

Il semble donc que la première et, pour ainsi dire, la seule indication à suivre, dans le traitement du diabète, serait de restituer, dans le sang des diabétiques, les chlorures qu'ils perdent en si grande abondance. Or, pour arriver sûrement à ce but, le pain à l'eau de mer est certainement le moyen le plus efficace. Car il contient, en même temps que le sel marin, une proportion très-notable de chlorure de potassium, qui est indispensable, comme je l'ai déjà dit, à la constitution des globules sanguins. Le nouveau pain est donc formellement indiqué dans le traitement de cette maladie, et à toutes les phases de son développement; car, quel que soit le sort que les recherches ultérieures réservent à cette théorie, le fait de la diminution dans le sang des diabétiques de ses éléments minéraux les plus essentiels, n'en sera pas moins constant, ni la nécessité de leur restitution moins évidente.

Me voici enfin arrivé au terme de ma tâche. La nouveauté et l'importance des questions que j'avais à traiter, m'ont entraîné, bien malgré moi, à des considérations de physiologie et de pathologie générale, indispensables pour être compris, que j'ai cependant abrégées autant qu'il m'a été possible, au risque, presque inévitable, de rester obscur et incomplet. Mon livre n'en a pas moins pris un développement tout à fait inattendu, et beaucoup de lecteurs l'auront trouvé probablement trop long, et peut-être fort ennuyeux. J'ose espérer, cependant, qu'ils voudront bien me pardonner, si je suis parvenu du moins à leur faire partager la conviction qui m'anime; car je suis certain que je leur aurai fait ainsi un peu de bien.

BORDEAUX, le 15 octobre 1873.

TABLE DES MATIÈRES

IMP. DUVERDIER ET Cie (DURAND, DIRECTEUR), RUE COUVION, 7.

www.ingramcontent.com/pod-product-compliance
Ingram Content Group UK Ltd.
Pitfield, Milton Keynes, MK11 3LW, UK
UKHW020241180726
13839UKWH00001B/106